现代健康教育丛书

快乐更年期
——你可以活得更精彩

孙 涛　冯 冰　陈 婧　主编

中国人口出版社
China Population Publishing House
全国百佳出版单位

图书在版编目(CIP)数据

快乐更年期：你可以活得更精彩／孙涛，冯冰，陈婧主编. --北京：中国人口出版社，2019.7

ISBN 978-7-5101-6686-0

Ⅰ.①快… Ⅱ.①孙… ②冯… ③陈… Ⅲ.①更年期—基本知识Ⅳ.①R339.33

中国版本图书馆CIP数据核字(2019)第138145号

快乐更年期：你可以活得更精彩

孙涛 冯冰 陈婧 主编

责任编辑	曾迎新
装帧设计	闰江文化
出版发行	中国人口出版社
印　　刷	三河市长城印刷有限公司
开　　本	710毫米×1000毫米　1/16
印　　张	13
字　　数	160千字
版　　次	2019年7月第1版
印　　次	2019年7月第1次印刷
书　　号	ISBN 978-7-5101-6686-0
定　　价	48.00元

社　　长	邱　立
网　　址	www.rkcbs.com.cn
电子信箱	rkcbs@126.com
总编室电话	(010)83519392
发行部电话	(010)83510481
传　　真	(010)83538190
地　　址	北京市西城区广安门南街80号中加大厦
邮　　编	100054

推荐序一

孙涛医生是一位值得尊敬的学者。我和他于 2007 年春在深圳相识。那是一场由中国抗衰老医师协会举办的关于防治肿瘤的学术会议，多数出席会议的人为外国专家，中国专家也基本上都是有多年留学背景的各大医院教授。因为会议时间比较紧张，所以主持人提议干脆与会者全都用英语发言和交流。孙医生用他娴熟的英文和多年来在美国学习实践获得的天然激素平衡疗法治疗更年期疾病的专题报告，引起了全场嘉宾的兴趣和关注。

我也被这一主题深深地吸引。众所周知，自改革开放以来，我国综合国力显著提升，国民收入大幅增长，基本物质生活的充分满足自然要上升到更高的健康需求，比如说预防肿瘤和延缓衰老，而这其中就有一个深深困扰着大众(尤其是女性)的健康问题，那就是更年期综合征。

更年期综合征虽然不是影响生命的疾病，但患者确实是备受煎熬的。而那时我的姐姐也正在经受着更年期的折磨。会后我请教孙医生治疗方案，他专业的分析和判断让我非常认可。于是我让我姐姐接受了治疗，没想到三个月的时间就有了翻天覆地的变化：月经重新归巢，不再失眠、盗汗和烦躁不安，简直可以说是旧貌换新颜，完全变了一个人。

在这期间，我和孙医生有了更多的交流。他有着丰富的从医经验，无论是治疗病患还是待人接物，处处透露着真诚和严谨，这更加让我深深地折服。不久后，我前往美国实地考察了孙医生所在的爱吉奥 (AGING OFF) 医学中心，并且见到了他的导师尼尔·鲁泽教授及其专家团队。

经过细致研究后，我们决定在中国有着人间天堂美誉的杭州成立医院，专注于应用天然的类生物激素平衡疗法治疗更年期疾病及延缓衰老。时至今日，我和孙医生的合作已经有十年之久，其间我们接诊的顾客数以千计，每个人都对孙医生赞赏有加，这实在是让我们感到欣慰与骄傲。

孙医生的这本书更像是一个福音，如果你正在忍受着更年期和衰老的折磨，身体和精神状况都不好，又不知道如何用相关的方法来改善自己的话，我很高兴把这本书推荐给你，你会获得很多启示，尽早得到好的指导，从而养成受益终身的生活习惯。

希望每一位读者都能获得最完美的生命和最精致的生活！

王雪峰

爱吉奥（杭州）国际医疗抗衰老中心　董事长

推荐序二

西医的鼻祖希波克拉底说过，每个人的身体里面都有一个最棒的医师，要尽量让这位体内的医师发挥促进健康与治病的能力。

我们身体内部的自我修复机制绝大多数来自自身天然激素分泌的平衡，本书的作者孙涛教授，是著名的天然激素治疗医生，早在十几年前就开始钻研天然激素治疗男、女性更年期综合征，更远赴美国乔治城大学深造，学习天然激素治疗法，其指导老师是天然激素治疗法世界之父尼尔教授。我本人彼时正在美国进行深造，在加州圣迭戈的一场学术研讨会中结识孙教授，通过交流开始了解天然激素的治疗方式及其对男、女性更年期带来的改善效果。

由于生活、体质、种族、文化等影响，每个人的更年期开始和持续时间有所不同，也不是人人都经历过更年期的烦恼，一般 20% 的更年期女性除了停经外就没有其他感受，70% 的女性感到轻微至中度的不适，10% 的人出现非常严重的症状，生活受到困扰。我们不能阻止更年期的发生，但可以避免更年期症状的出现并预防后期已知疾病的发生。

一般更年期女性到医院求医时，医生大多认为更年期属于自然生命现象，并无什么疾病危害或病理问题。但女性更年期是一个漫长而渐进的身体变化及转化过程，可持续 10 ~ 20 年，通常分为两期。一期为绝经前期，大概从45岁开始，有些女性可能早在35岁就开始，此时期常持续4～5年或更久，由于激素(雌激素、黄体激素)加速减少，很多人出现不适症状。二期为绝经后，也就是连续没有月经1年以上的时期，此期常可达10年以上，绝经后卵巢分泌进一步衰退，一些慢性健康问题开始出现。这两个时期都容易让人感到身体有热浪、出汗、心悸，出现烦躁、焦虑、多疑、失眠、频尿、疲倦无力、记性变差、月经紊乱、阴道炎等。其实这些症状是可以控制和避免的，天然激素疗法就是一种有效改善更年期所发生症状的方法。孙教授用这本书传达了争千秋不争一时的哲理。天然激素疗法不只有益健康，也会提高日常生活的质量及预防疾病的发生。孙教授所撰写的本书可以让我们简简单单地解决更年期所带来的困扰。40～60岁正是人生美好的时期，经济、家庭、社会地位都处于顶端，让我们随着孙教授来做一个快乐的更年期人。

总之，本书将天然激素疗法的医学哲理用深入浅出的方式表达出来，并融合了很多真实案例，以分享给读者。

潘永祥

中国台湾知名医药经济专家

美国加州大学MBA

前　言

“更年期”这三个字在大众中广为知晓，普遍认为更年期意味着老年的开始。还有部分人感觉更年期人群尤其是女性在这个阶段变得脾气怪异，在某些特定场合甚至成为一个贬义词。实际上我们每个人只要寿命足够长，都不可避免地要经历这个特殊生命时期，更年期健康关系到后期生活质量及老年性疾病的发生，需要引起社会各界的足够关注。

很多更年期人群尤其是女性，往往有着比男性严重得多的更年期综合征的困扰。她们痛苦万分，但是又不被家人及周围人理解，被认为是无病呻吟、娇气，因而更年期综合征经常成为家庭与社会关系的隐患。中国现有的医疗体系是以疾病为中心，没有病不予治疗。而且在很多医生眼里，更年期综合征根本就不是病，扛扛就过去了。另外，又因为更年期是女性的一个特殊生理时期，虽然自我症状非常明显，但是体检结果却经常没有明显的阳性变化，这更容易引起医生的忽视。有一个统计显示，90% 以上的医生不知道如何或觉得没有必要对更年期进行干预。连专业医务人员都这样认为，这就可怜了罹患严重更年期综合征的朋友了！

即便国内有部分医院开设了妇女更年期门诊，但是作为妇产科这样一个手术科室，医生更擅长的是对生病器官的切除、修补，很少有专家愿意长期在妇女更年期门诊工作，天天面对大众所谓的“无病呻吟”的人群。妇女更年期门诊经常沦为老弱病残的安置地，极不利于更年期学科的发展。

随着国民预期寿命的不断增加，中国已经逐步进入老龄化社会，2014年的人口统计数字显示，处于40 ~ 60岁更年期阶段的妇女占总人口比例的11.28%，有近2亿人，并且每年还有超过1000万女性步入更年期。面对如此庞大的人口数字及医学界对更年期健康的低重视度，笔者认为应该为更年期人群写点东西，让她们理解这个特殊时期对健康的重要性，而且如果早期进行干预，不仅可以预防很多已知的老年性疾病，如冠心病、心肌梗死、脑血管病、老年痴呆症、感染性疾病、骨质疏松症及骨折、癌症等，而且更重要的是可以改善人的精神和外在形象，使人看起来健康、美丽、年轻、精力十足、充满魅力，从而提高整体生活幸福感。

试问一下，谁愿意在生命的最后15 ~ 20年天天与病床为伴，看起来老态龙钟、步履蹒跚甚至生活无法自理？这样的生活哪有质量可言？如果你不想在老的时候变成这样，就请静下心来把《快乐更年期——你可以活得更精彩》这本书看完，相信你会对更年期不再恐惧，并安心地等待它的到来！

笔者2016年12月初受邀去美国拉斯维加斯参加了由美国抗衰老医学科学院组织的第24届世界抗衰老医学大会，参会的2000多名专家中有95%以上来自美国、加拿大。开幕式上，大会主席问有多少医生给病人用过天然激素进行抗衰老治疗，超过半数的医生举手表示用过。作为一个专业更年期医生，同时作为中国抗衰老医师协会的创办人之一，笔者感觉肩上的压力很大，不仅要帮助普通人了解更年期对健康的重要性，更要协助专业人员认识更年期的原理并学习、掌握如何通过正规有效的医学干预来缓解更年期症状并预防已知疾病的发生，以达到延缓衰老、提高整体生活幸福感的目的。

可喜的是，国内已经有不少针对从业人员的专业天然激素疗法培训在持续进行，并取得了不错的社会效应。笔者深信，在不久的将来，每一个经历更年期的中国人都会很容易地找到精通天然激素医术并理解自己的医学执业者。

祝每一个处于更年期的朋友健康、美丽、强壮、家庭幸福！

孙　涛

2019 年 3 月于杭州西溪湿地

目　录

第一章　女性更年期

第一节　更年期女性必须了解的知识

1．更年期，女性必经的人生历程

中医巨作《黄帝内经》中这样写道，“女子七岁，肾气盛，齿更发长。二七，而天癸至，任脉通，太冲脉盛，月事以时下，故有子。三七，肾气平均，故真牙生而长极。四七，筋骨坚，发长极，身体盛壮。五七，阳明脉衰，面始焦，发始堕。六七，三阳脉衰于上，面皆焦，发始白。七七，任脉虚，太冲脉衰少，天癸竭，地道不通，故形坏而无子也。”这段文字详细描述了女性的生长发育过程，14 岁时开始规律性月经来潮，具备生育能力，49 岁时，月经消失，生育能力丧失。

最近的妇女健康调查研究结果显示，虽然经过了 2000 多年的社会发展，医学、科技、生活健康条件与彼时不可同日而语，女性平均预期寿命也达到了接近 80 岁，但是中国妇女绝经年龄并没有明显推后，平均为 49.5 岁。

古希腊伟大的哲学家、科学家和教育家亚里士多德（公元前 384—前

322 年) 观察到女性在 40 岁以后月经逐渐消失，他把这种现象描述为“绝经”。而更年期的概念最早由法国科学家 De Gardarne 于 1816 年提出，并于 1821 年简化为 menopause (即现在的更年期概念)。虽然 1994 年世界卫生组织 (WHO) 废除了更年期这个名词，改为“围绝经期”，但是由于更年期的概念已经深入人心，所以社会及医学界还在继续沿用“更年期”来描述女性绝经前后这个特殊生理阶段。

国外医学统计表明，近几个世纪以来，女性的绝经年龄比较稳定，都在 50 岁左右，西方发达国家女性的平均绝经年龄在 51 岁左右。1900 年，美国女性的平均预期寿命仅有 49 岁，只有不到 30% 的女性能达到平均绝经年龄 51 岁；而到了 2000 年，美国妇女平均预期寿命已经接近 80 岁，有 90% 的女性能存活到绝经年龄之后。中国的卫生统计结果表明，1949 年前，中国妇女平均预期寿命仅为 35 岁，95% 以上的妇女活不到绝经期的到来；而到了当今，部分发达城市妇女的平均预期寿命已经超过 80 岁，与西方发达国家类似。

以上数据表明，只要女性身体健康，活的时间足够长，就不可避免地要经历更年期这个阶段。与更年期关系密切的年龄段在 35 ~ 60 岁，这也就是说，不少女性总生命 40% 的时间是在绝经以后度过。女性从来没有像今天一样面临这样的健康情况，在长达 15 ~ 20 年的时间内，更年期如果能平稳度过，就会为后期的健康夯实基础。

2. 更年期，理解起来并不难

更年期不是一个明确的时间点，而是围绕绝经前后的一个时间阶段，是从有生育力到无生育力的过渡时期。由于医疗及健康水平的提高，绝大多数女性的寿命都能超过 50 岁，将会面临绝经问题。调查显示，超过 90% 的女性朋友并不知道绝经是由于卵巢功能衰竭导致的雌激素下降引起的。

随着年龄的增加，卵巢分泌激素 (也被翻译为荷尔蒙) 的功能逐渐降低，到了 45 岁左右，卵巢分泌的雌激素呈现明显下降的趋势，在医学上称为“折棍现象”，并带来一系列由于激素水平下降造成的“看得见”的症状，如潮热、出汗、失眠、疲乏、阴道干涩、肌肉关节疼痛、脾气性格改变、抑郁、焦虑、感觉异常等。除此之外，大量医学研究还证实，从绝经后开始出现的器官萎缩，到 60 岁之后出现的心脑血管疾病、神经系统退化、骨质疏松、免疫力低下等，都与更年期开始的激素水平低下有明确关系，这又被称为更年期“看不见的危害”。

更年期在人的整个生命过程中起着承前启后的作用，不管是否出现更年期综合征，都应该积极进行干预，预防衰老性疾病的发生及器官功能退化，使自己长期保持美丽、健康。

3. 月经紊乱，更年期的起始点

每月一次的“大姨妈”是女性忠实的朋友，也可被视为女性内分泌健康的晴雨表。正常的月经应该具有以下特点：

（1）月经周期规律：月经周期指的是月经的频率，从月经的第一天开始，到下次月经的第一天称为一个周期。正常周期应该在 21 ~ 35 天，平均 28 天，因人而异。如果月经周期小于 21 天，称为月经频发；如果月经周期大于 35 天，称为月经稀发。还有少部分人会在月经中期出现少量出血，此为排卵期出血，这是由于排卵后雌激素下降造成的撤退性出血。

（2）月经量正常：正常的月经量为每次 30 ~ 60 毫升，现在医学界也有说法是每次月经总量大于5毫升即为正常。一般每天换3 ~ 5次卫生巾，就算是正常。

（3）行经时间正常：一般每次月经的时间为3 ~ 7天。如果超过7天并伴有出血量明显增多，应及时就医。

（4）无痛经：正常的月经会伴有轻微的下腹下坠感。如果伴有剧烈的腹痛，应排除子宫内膜异位症、子宫腺肌症等器质性病变。

正常月经与卵巢功能息息相关，在月经前半周期，雌激素起主导地位，使子宫内膜逐渐增厚；排卵后，黄体形成并分泌孕酮，在孕酮作用下，子宫内膜变得水肿，子宫腺体产生大量黏液与糖原，排卵后如果未能受精，卵巢黄体在14天左右萎缩，停止分泌雌、孕激素，子宫内膜失去滋养后从子宫壁脱落并排出体外，于是月经形成。

更年期由于卵巢功能明显下降，导致雌、孕激素分泌失衡，会对正常月经产生影响。如果年龄超过40岁，月经周期长短不规律、闭经或者月经频发，出血量多少不定，经期长短不一，即所谓的“三不规”，这预示着更年期的开始。

医学界对更年期月经异常的描述为：40岁以后，在10个月内发生两次月经周期长度改变(与以前月经周期长度相比大于7天)，即为更年期的开始。调查显示，90%以上的女性在绝经前会出现月经紊乱，持续1 ~ 3年；只有不到10%的女性突然发生月经停止，或者在月经完全停止之前仅仅经历几次月经量减少。

还有部分40岁以后的女性，虽然月经一直比较正常，但是出现了比较典型的更年期症状，如潮热、出汗、失眠、不明原因的关节和肌肉疼痛、反复的泌尿生殖系统感染等，这也是步入更年期的信号，应该及时进行专业咨询。

王女士是某设计公司的部门经理，今年43岁，育有两子，曾经做过3次人工流产手术。1年前月经周期变得不规律，有的时候2～3个月不来一次，有的时候1个月能来两次；月经量明显增多，甚至偶尔会透过卫生巾从大腿流下来；同时伴有面色发黄、容易疲劳、心慌、失眠、关节疼痛、性冷淡、脾气暴躁等症状，已经影响到正常工作。

在一天加班结束后，她感觉非常虚弱，勉强开车回到地下车库，但是到了家门口，她却没有力气拿出钥匙开门了，瘫坐在门口。经过紧张的治疗，王女士的情况稳定了。第二天专家开出了一系列化验单，化验结果显示王女士的卵巢功能接近衰竭，并有轻度贫血，上述症状都与此有关，是典型的更年期表现。医生建议她服用化学合成激素治疗，但是王女士考虑到合成激素的副作用没有听从专家的意见，而是去咨询了她在美国某大型医学中心工作的亲戚，亲戚告诉她，美国流行采用天然激素疗法(BHRT)(生物一致性激素疗法、类生物激素疗法)对更年期进行调理，所用原料都是来源于植物，与自身分泌的天然激素完全相同，对身体没有副作用。亲戚把原来在美国学习，现已经回国的天然激素疗法专家介绍给了王女士。

经过分析，专家认为王女士现在的情况适合使用天然激素治疗，不仅可以改善更年期症状，还可以起到延缓衰老的作用。专家为王女士定制了个性化的天然激素保健产品，并根据身体的反馈随时进行方案调整。

经过3个月的调理后，王女士的月经周期及月经量恢复了正常，睡眠质量明显改善，精力充沛，皮肤红润、光泽。

4. 月经量减少是更年期的表现吗

经常听到女性朋友抱怨自己才30多岁，但是月经量较之前已经明显减少，来咨询自己是不是已经到更年期了。

这是一个比较有意思的话题，女性朋友对自己月经量的多少比月经周期的长短更为关注，担心月经量变少会提前衰老、过早进入更年期。这种观点虽然并不科学，但也不是完全没有道理。随着年龄增长，卵巢功能逐渐下降，分泌雌激素减少，对子宫内膜的促进作用减弱，在一定程度上造成子宫内膜萎缩。与此同时，子宫内膜对各种激素的反应性也会降低，导致月经量减少，这是一个自然规律，不必太过在意。当然，如果突然出现月经量明显减少，这时还应该进行一些特殊检查，排除身体疾病情况。

由于月经血具有特殊腥臭味，而且女性在有月经的年龄阶段，身体比较健康，一旦绝经，各种身体不适接踵而至，健康状况每况愈下，所以在过去医学不发达的时候，大家普遍认为每月一次的月经是女性身体排毒的特殊方式，而处于月经期的女性被认为身体是不干净的，很多地方甚至不允许月经期的女性进入神庙或者教堂，甚至在圣经上也有类似的描述。即便到了当今时代，依然还是有很多女性朋友认为行经能排出体内的毒素。

现代医学已经明确证实了月经只不过是由脱落的子宫内膜、血液及黏液组成，并没有排毒的作用。卵巢功能良好是维持正常月经的基本要素，一旦卵巢功能出现问题，月经也随之发生变化，卵巢功能衰竭，月经就会终止。最典型的例子是不管出于什么原因把双侧卵巢切除，都会导致女性立即发生绝经。

医学上判断月经量过少的标准是一个月经周期量少于5毫升，也就是只能浸透一张日用型护垫就达到了这个标准。而伴随着更年期的来临，卵巢排卵功能出现障碍，这时可能会出现月经周期的剧烈变化，月经可能3～4个月不来一次或者不到15天就来一次；部分女性出现月经淋漓不尽，持续半个多月甚至整个周期；还有部分人发生大出血，严重的会危及生命安全。在过去缺医少药的年代，不少女性就是因为更年期大出血(中医称为“崩漏”)而丧生。

从上面的描述中可以看出，月经量变少虽然是更年期的一种表现，但是月经周期的变化及月经量突然明显增多与更年期的联系更加密切。那些担忧自己月经量少的女性朋友不用过于紧张。如果还是不放心，去找专业医生做一个卵巢功能检测就能很容易得出结论。

5．更年期会面临什么样的健康问题

笔者的同学张女士是某省城大型三甲医院的心血管科主任，大学期间担任校女子长跑队长的她身体素质非常棒，每天8公里的长跑从高中开始几乎没有间断过。

今年50周岁的她，一年半前就已经绝经。在绝经之前，她仅在几次短暂的月经量减少之后，月经就戛然而止，其间仅有轻度的疲劳及性欲下降，并没有其他特殊症状。作为医生的她知道，绝经是女性的一种自然规律，并没有把此放在心上，也没有向妇科内分泌医生寻求专业帮助。但是在一次彻夜抢救危重患者之后，她突然发现了身体的一些不正常。

一天早上科室交班讲话时，她猛然感觉从前胸向面部涌来一股

股热浪，这种感觉她从来没有体会过，来得过于突然以至于毫无准备。她的讲话也变得不自然，面部潮红、出汗，但是这种奇怪的感觉仅仅持续了几分钟后，一切又恢复了正常。

她开始意识到是更年期潮热在光顾她的身体，但是考虑到自己的身体素质一贯良好，认为过一段时间症状会自然消失，并没有采取什么针对性措施。但是，让她始料不及的是症状并没有因为她的信念而逐渐减轻，反而变本加厉，潮热的发作次数逐渐增加，一天能达到10余次，不分地点，不分场合，同时还增加了夜间出汗、失眠等症状。

所有这些已经严重影响了她的工作与生活。她知道，此时如果不进行医学干预，症状是不会自然消失的。她去咨询了本院的内分泌科专家，医生建议她服用激素治疗。在使用化学合成激素半个月后，症状变得越来越轻，1个月后症状基本消失。但是作为一个心血管病专家，她深知合成激素对身体的危害，用药3个月后，她停止了所有合成激素类药物。然而让这位医学专家烦恼的是，半个月后，更年期症状又重新回到了她的身上，这使她焦虑万分。

在一次同学聚会上，笔者见到了张女士，她向笔者详述了自己的治疗经过及担忧合成激素对健康带来的种种问题。当时正值笔者的老师、世界天然激素抗衰老之父、美国著名天然激素疗法专家尼尔(Neal Rouzier)教授在上海为中国抗衰老医师进行天然激素专业培训(当时笔者为尼尔教授的培训进行了全程三天同声翻译)，于是建议她参加尼尔教授的课程，相信她在培训之后会有海阔天空的全新感觉。

在三天的课程中，尼尔教授以国际权威专业医学期刊发表的研究内容为基础，通过大量研究数据分析及自己从事天然激素疗法20余年的临床经验，为参会医生详细介绍了天然激素与化学合成激素的作用机制的区别，对心血管健康、骨骼健康、代谢综合征、癌症、前列腺疾病、整体生活质量的不同影响，如何为患者量身定制天然激素保健方案，并进行了大量案例分享。三天的培训结束后，参会医生都明白了化学合成激素对健康的潜在危害及天然激素对身体带来的健康益处。

这次学术会议也彻底打消了张女士的顾虑。在会议结束后她立即在美国定制了专属于她的天然激素，经过3个月的天然激素鸡尾酒疗法（其间根据身体反应进行了两次调整），她的身体又重新恢复了健康。

更年期作为女性从中年步入老年的转折点，究竟会面临哪些健康问题呢？前面说过，更年期是由于卵巢功能衰退导致的雌激素分泌明显降低造成的。换句话说，更年期带来的健康问题主要是雌激素缺失，但也不完全是。笔者把更年期以绝经为界分为以下几个阶段进行分析。

1) 绝经前

雌激素在更年期整体趋势是下降的，但不是呈现直线下降。在更年期早期，卵巢虽然逐渐衰老，但是还具有分泌功能，在下丘脑－垂体－卵巢轴的调节下，脑垂体分泌大量卵泡生成素 (FSH)，刺激卵巢分泌大量雌激素，此时的雌激素水平不仅不降低，反而会比正常值高；而这时衰老的卵巢由于没有排卵，不会产生与雌激素相抗衡的孕酮，导致雌激素一支独大，会刺激雌激素依赖性组织的过度生长，容易诱发某些肿瘤如子宫内膜癌、乳腺癌、子宫肌瘤、乳腺结节及子宫内膜异位症等疾病的高发。国内外妇女健康调查显示，西方国家女性乳腺癌高发的年龄在绝经之后，而中国妇女乳腺癌高发的年龄为40岁之后，绝经之前，这可能是人种的不同导致的肿瘤类型差异，也与更年期的激素失衡有关。这点提示我们，中国女性更应该在早期进行内分泌调整干预。

2) 绝经后

（1）绝经后早期(5年内)：这个阶段主要经历更年期各种症状，也是更年期女性抱怨最多的时期。

中国女性遭遇更年期症状的比例远比西方人种要少得多，大家都知道潮热和出汗是更年期最典型的症状，但是只有大约一半中国女性出现潮热、出汗，而美国女性尤其是黑色人种经历潮热、出汗的比例超过90%，症状也明显严重。调查显示，中国更年期女性有大约70%会出现各种不同的更年期症状，这其中的90%出现在绝经后第一年；绝经3年后，只有10%的女性还有症状，但是笔者也遇到过更年期症状从40岁一直持续到60岁的女性。

雌激素除了作用于性系统外，还可以作用于以下几大系统，由此引发其他器官、系统的症状。

- 皮肤系统。
- 黏膜免疫系统：呼吸道黏膜、眼黏膜、消化道黏膜、泌尿道黏膜、阴道黏膜等。
- 心血管系统。
- 骨骼系统。
- 神经系统。

更年期症状因人而异，但主要包括：

- 潮热、出汗。

- 不明原因的疲劳。
- 不明原因的骨骼、肌肉、关节疼痛。
- 心慌、胸闷、心前区不适、假性心绞痛、血压不稳。
- 头晕、头痛。
- 失眠。
- 抑郁、焦虑。
- 易激动、烦躁。
- 感觉异常。
- 皮肤蚁行感。
- 性欲下降、性满意度降低。
- 反复泌尿、生殖系统感染。

更年期症状可以使用很多方法进行评估，比较常用的是针对中国女性进行了调整的改良版女性更年期评分量表(Kupperman 量表)(见附录 A)，还有其他评价方法，如 Zung 氏抑郁量表、绝经后骨质疏松评估、绝经后泌尿生殖系统评估等。这些评估方法一方面可以让医生判断症状的严重程度，另外可以当做治疗前后疗效的对比。

绝经后早期是进行天然激素调理的最佳时机，越早进行干预，获得的健康收益越多。

（2）绝经中期(绝经后 5 ~ 10 年)：此阶段由于雌激素水平的长期低下，一些需要雌激素滋润才能保持正常功能的器官、组织出现萎缩，如皮肤、汗腺、乳房、外阴、阴道、子宫、盆底肌、泌尿道等，身体出现明显衰老的征象，皮肤变薄、干燥、瘙痒，乳房松弛、下垂，腹部脂肪增多，身体肥胖，外阴明显萎缩(严重者大、小阴唇萎缩消失)，外阴皮肤皲裂导致外阴疼痛、瘙痒，阴道萎缩、雌激素分泌减少、酸性环境改变，致使出现性交痛、出血，阴道炎反复发作，尿道黏膜及盆底肌肉萎缩导致尿道炎、尿失禁、盆底脱垂等表现。

虽然这个阶段出现了明显衰老的迹象，但此时还是适合进行天然激素调理的。通过有经验的天然激素疗法医生的帮助，身体还可以保持年轻时的状态，延缓衰老使整体生活质量及幸福感提升。

（3）绝经后晚期（绝经 10 年以上）：身体由于长时间失去雌激素的保护，器官与系统开始出现不可逆的病变。目前已知的明确与雌激素缺乏有关的疾病包括心血管系统疾病（如冠心病、心肌梗死）、脑血管疾病（如脑梗死）、神经系统疾病（如老年痴呆症）、骨质疏松导致的骨折、癌症（如结肠癌）等。

此时期不是完全不能进行天然激素疗法，但一定要由专业内分泌医生综合身体评估后才能进行治疗，必须要采用个性化的调理方案。

综上所述，更年期与女性健康息息相关，很多女性朋友不知道的健康变化在更年期早期就悄悄开始发生了。每个女人都希望自己健康、美丽，做到这点其实并不难，从 40 岁开始，关注你的身体变化，与一个掌握妇女内分泌专业知识的医生交朋友，向他们倾诉身体的各种变化；在有必要的前提下，尽早进行干预。能做到这些，相信你会对自己及生活更加充满信心！

6．没有更年期症状，先不要沾沾自喜

王姐的身体素质历来不错，虽然她不喜欢运动，但生活、饮食非常规律，平时连感冒都很少得。6 年前儿子刚到美国读书时，王姐感觉应该那时开始进入更年期，但是她的症状非常轻微，偶尔有些疲劳感，休息一下很快就能缓解，月经乱了不到一年就终止了。看着身

边的同龄姐妹遭遇更年期的种种痛苦，王姐还有些不以为意，认为她们太娇气，她经常给小姐妹说，忍忍就过去了，你们看我，现在一切不都挺好吗?

但是天有不测风云，一天王姐在下楼梯时遇到熟人，在彼此寒暄的同时，她一步迈了两个台阶，幸亏抓住了扶手没有摔倒，但是感觉腰部不适。她并没有把此当回事，认为就是扭伤了肌肉，晚上回家后就让老公买来膏药贴上。

三天后，王姐的腰部疼痛不但没有减轻，反而逐渐加重，连腰都直不起来了，没办法只能来看医生。X 光显示腰椎压缩性骨折、骨质疏松。医生给出了两个治疗方案供她选择：一个是腰部制动，保守治疗，另一个是通过手术内固定腰椎。王姐及家人考虑了很久，最后选择了保守方案。

经过半年的休养，王姐的腰椎痊愈了，但是让她没有想到的是，她的身高减少了 3 厘米。医生告诉她，这就是椎体压缩的后果，没有其他严重并发症，她的情况已经算是比较幸运了。

王姐及老公非常纳闷，从 40 多岁开始，他们夫妻两个都天天坚持吃朋友从美国带回来的补充钙及维生素 D 的保健品，怎么还能发生骨质疏松性骨折呢?

笔者是王姐老公的朋友，一次聚会时他们问到了同样的问题。笔者解释说，虽然钙及维生素 D 是骨骼形成的重要成分，但是一旦绝经，不管你有没有自我症状，雌激素对骨骼形成的正面作用消失，骨质每年以 3% ~ 5% 的速度丢失，严重者第一年就会流失 10%，再加上王姐平时没有运动，骨骼的储备欠佳，所有这一切都是导致现在腰椎骨折的原因。他们两个听后恍然大悟，急忙询问如何解决这个问题。笔者回答，以她现在的情况，天然激素疗法可以治疗，不仅能减少骨质流失，还可以预防很多更年期症状，同时能起到延缓衰老的作用。

就在不久前，笔者听说王姐对天然激素调理的效果非常满意，现在还作为积极分子参加了社区的广场舞大赛。

从上面这个真实案例可以看出，更年期来临后，并不会因为你没有出现严重症状而使身体的慢性损害消失。人在身体健康时往往感觉不到器官的存在，因为健康的器官都是哑巴。只有当你感觉不舒服时，才能感觉到它的存在，而这种不舒服，很有可能已经产生了不可逆的损伤。没有了天然激素的保护，身体的各种机能都在逐渐下降，因为这种变化是一个漫长的过程（就像鲜花缺水后不会立即枯萎），需要 5 年以上的时间才能达到从量变到质变的转化，因此更加隐匿，不容易引起女性朋友的注意。一旦造成实质性损害，往往为时已晚。

大约 70% 的中国女性会经历各种更年期症状，但只有 30% 会遭遇需要就医的严重症状，其余的人要不就是服用保健品，要不就是求助于中医，还有更多女性只是简单地忍耐。这与美国等发达国家女性形成鲜明的对比。

世界上最早的天然激素治疗起源于美国，并且由于发达国家医学科普做得比较好，天然激素疗法在更年期女性中有较高的认知率。不少女性虽然还没有真正进入更年期，但已经开始定期进行身体激素专项检测并与医生保持密切沟通，一旦有了更年期的苗头，立即开始进行医学干预。在美国医学界，近几十年也从常规医学专业中衍生出一些专门从事天然激素抗衰老疗法的医生。由于更年期女性众多，这些医生的门诊时间经常预约到 3

个月之后。

对于 40 岁以后的女性，只要发生月经异常或者开始出现更年期的特殊症状，都应该去做相应的身体激素检测；50 岁以上或者已经绝经的女性，不论是否有更年期症状，都应该去咨询一个专业的内分泌医生。即便是不采取任何干预措施，内分泌医生也会给出专业的医学建议，用来指导自己制定保健方案及如何预防老化性疾病的发生。

更年期症状的出现是身体与你交流的一种语言，提醒你此时应该多加注意并及时咨询专家，在某种意义上来讲并不是一件坏事。没有出现更年期症状，也千万不要沾沾自喜，因为这是身体与你的交流出现了障碍。没有症状，绝不代表你比其他人更健康。相反，可能会让你步入一个健康的误区。

7. 更年期与卵巢

小云今年 36 岁，长相甜美的她是电视台的当红女主持人，工作紧张有序。

但是小云有一个难言之隐，仅有她自己的家人及几个极要好的朋友知道。从姑娘时期一直困扰她的痛经不仅没有因为生了女儿而减轻，反而更加严重了。每次来月经的那几天对她来讲都是一种煎熬，中药、西药吃过一大堆也无济于事。去省城大医院检查后发现，她患有子宫腺肌症并伴有双侧卵巢巧克力囊肿(子宫内膜长到卵巢上，每次来月经时，卵巢的异位内膜也跟着出血，久而久之，形成卵巢囊肿)。

医生给她的建议是，先用药物控制月经，3 个月之后手术切除子宫腺肌瘤及剥离卵巢囊肿。医生也告诉小云，这是目前国际上治疗这种病的最好方法了，基本没有其他选择。既然如此，小云没有犹豫，当即就开始了治疗。每个月一次的注射倒是比较简单，在停经 2 个月后，小云回到那家医院进行手术。

手术是由医院妇科主任主刀的，手术非常顺利，出血很少，腺肌瘤及两侧卵巢囊肿剥离得很彻底，甚至在手术后她的管床医生跟她说，可能她以后再也不会经历原来那么严重的痛经了。一家人非常高兴，尤其是小云，感觉新的健康生活正在向她挥手。

手术康复后小云立即回归了正常的工作生活节奏，也正如医生所说，每次的月经除了量较前减少外，痛经真的消失了！但是半年后，小云开始感觉到有些地方不大对劲，每天下午她会感觉面部发烫、出汗，人也经常感觉疲惫，连老公都说她最近脾气增大。

小云百思不得其解，回到省城医院复查。化验结果显示她的卵巢功能出现了问题，卵泡生成素 (FSH) 急剧升高，雌激素明显降低。医生也没有说什么，只是给她开了一些药，让 3 个月以后再来复诊。小云把化验单给她当医生的同学看。同学告诉她，结果显示卵巢早衰，她的更年期提前到来了。

小云感到天旋地转，才 37 岁就开始了更年期，将来的日子怎么过啊！

类似上面的情况几乎天天在我们周围发生。虽然从理论上来讲，单纯剥离卵巢囊肿不会损伤卵巢功能，但只要是手术就不能避免伤害。手术中止血使用的电刀，甚至只是用干纱布擦拭一下，都有可能对卵巢功能造成不可逆的破坏。即便是不涉及卵巢的子宫肌瘤手术、输卵管结扎术，也会因为阻断卵巢的血液供应而影响卵巢功能。

卵巢位于女性盆腔，左右各一，大小类似于自己的大拇指肚。别看卵巢的体积小，功能却很巨大。没有卵巢，女人不可能成为真正的女人。卵巢主要有以下两种功能：

• **生殖功能**。卵巢就像是一个储存种子的仓库，储存能力在胎儿期就已经奠定了基础，一生中全部的卵细胞都是在胎儿期形成的，以后不再增加。女婴一出生，在她的卵巢里就储存着 70 万到 200 万个原始卵泡；7 ~ 9 岁时，卵巢中有大约 30 万个卵泡，其中 40% 处于退化状态；至青春期开始时，卵巢中有 4 万个卵泡；40 ~ 50 岁时，仅存有几百个。并不是所有卵泡都能发育成熟，从青春期到绝经期能真正成熟排出的卵子只有大约 400 个，99% 以上的卵泡都在生长发育的不同时期相继退化凋亡了。

生育期女性每个月会排出一颗卵子，这是孕育新生命的基本要素。通常认为，妇女生育力的高峰年龄是 25 岁，生育力从 30 岁开始下降，到 35 岁时，生育力下降 50%，37 岁以后下降速度明显加快。女性的生育能力与年龄关系密切，45 岁时的生育力只是 25 岁时的 5%；47 岁时活产率仅为万分之一。此外，随着年龄增长，细胞分裂时产生变异的概率明显增高，这也带来流产率的逐渐升高。例如，30 岁以前自然流产率为 10%，40 岁时为 34%，45 岁以上则高达 50% ~ 75%。

• **内分泌功能**。卵巢在下丘脑、垂体分泌激素的调节下，产生雌激素、孕酮、睾酮三种激素，统称性激素。这三种激素与生长发育、女性体型维持、性功能、整体健康息息相关。内分泌功能随年龄增长而下降，尤其是到了更年期，各种激素之间的正常比例被打乱，带来一系列健康问题。

对于一些因为种种原因切除了双侧卵巢的女性，或者像本节案例中的小云，虽然没有切除卵巢，但由于手术损伤了卵巢，会让女性从生育期立即跨入更年期，提前进入衰老状态，这更需要引起关注。

8．更年期与皮肤

世界天然激素抗衰之父、美国著名天然激素医学专家尼尔·鲁泽 (Neal Rouzier) 教授经常在他的课程中开这样的玩笑，一个女人可以没有汽车，也可以没有美酒，但是在她的生活中不能没有镜子。她们恨不得在家里摆满镜子，每隔 5 分钟就照一下，因为她关注自己的皮肤甚于其他任何事。

虽然这是一个小玩笑，但是能反映出女人的心理，“爱美之心，人皆有之”。“肤如凝脂”“柔情似水”都是描述女性美丽的词语。大部分女人都很注重自己的容貌及打扮。女人会为了脸上的小小色斑而耿耿于怀，千方百计地想祛除它，这催生出极大的美容化妆品市场。

但是为什么 20 多岁的女人皮肤水嫩光滑、充满弹性、皱纹很少，而到了 50 岁之后，皮肤干燥、松弛、皱缩、下垂明显呢？这些与激素有什么联系吗？雌激素与胶原蛋白的代谢息息相关，雌激素可以促进胶原蛋白的产生，而胶原蛋白是皮肤的主要组成部分，胶原蛋白流失越多，皮肤就会变得越干瘪、失去弹性。研究证实，在绝经后的前 5 年内，皮肤胶原蛋白流失 30%。这就是为什么女性绝经后衰老特别快的根本原因。另外伴随雌激素下降，皮肤的附属腺体如汗腺、皮脂腺都发生萎缩，皮肤的分泌功能降低。这时的皮肤干燥、敏感性增加，很容易发生瘙痒、过敏、皲裂等症状。

笔者的一个女性客户 54 岁，是某医院的护士长，绝经后更年期表现比较明显，有潮热、疲乏、失眠、心慌、烦躁、阴道干涩等症状，因为担心合成激素对身体的副作用，一直没有进行治疗。在一次笔者主讲的天然激素疗法学术会议上，她了解到原来世界上还有这样一种针对更年期女性的天然保健方法，会后立即进行了天然激素定制。三个多月后的一天，她专程前来拜访笔者，在看到她的第一眼时，根本就无法想象她是三个月前的那个她。现在的她皮肤饱满，没有明显皱纹，腰杆挺拔，一看就充满了活力。她自己也说除了精力改善外，身体最明显的改变就是皮肤，不再像之前那样松弛、干燥，开始重新变得光滑、有弹性，身边的人都说她年轻了。

9. 更年期与潮热、出汗

方女士已经56岁了，刚刚从中学校长的位子上退下来，人一下子变得空虚了许多。最近她得了一种让人说不清楚的“怪病”，夜间睡觉时出汗明显，一晚上需要换三套睡衣，致使睡眠质量很差，整天无精打采。白天时还经常伴有阵阵的血往头上涌及面部出汗的症状，让她痛苦万分。

为了这病方女士可是去看过不少地方。中医说她肾阴虚，开了很多补肾的中药，服用三个月后没有任何改善；西医检查发现她有轻度甲状腺功能亢进，认为上述症状与此有关，但是半年后复查甲状腺功能恢复正常了，症状依然没有任何缓解。有个朋友建议她去看妇科，妇科医生给她开了从怀孕母马尿液中提取的雌激素类药物，开始倒是有效果，但是三个月后症状有反复。再者，她担心激素对身体的副作用，自己私下把药停掉，症状反而比之前更严重了。

笔者与方女士会面之前，详细研究了她的病历。在她40岁时，因为巨大、多发性子宫肌瘤伴有大出血而切除了子宫，双侧卵巢完整保留。这样就无法通过月经紊乱情况来判断她何时进入更年期。虽然方女士单位每年都有体检，但因为是常规检查，并没有查激素水平的相关指标。她的甲状腺功能亢进，也是在出现症状后才检查的甲状腺功能。既然这样，只能从她的病史上寻找线索了。

与方女士见面后，笔者重点询问了她50岁前后身体的各种变化。她说，在48岁时，她刚刚调动到现在的学校担任正职，面对全新的工作环境她根本无暇顾及自己的身体，天天加班到晚上9点之后，体力透支比较大。2年多之后，一切逐渐走入正轨，她开始感觉轻微的后背出汗，偶尔感觉疲劳、心前区不适，但由于每年的体检结果都正常，再加之日常繁忙的工作，她只是认为自己开始进入更年期，没有把这些放在心上。55岁生日那一天，她正式办理了退休手续，人一下变得清闲。

退休后方女士的生活平淡无奇，早上去公园打太极拳，之后买菜回家；午休后与丈夫出去散步；晚饭后看新闻联播，9点半上床睡觉，雷打不动。按说这样的生活最适合修身养性，但对于方女士来讲不是这样。她的症状开始变得逐渐加重，出汗、失眠、身体疲劳天天在困扰她，脾气也越发暴躁，经常为了一点小事动不动就对丈夫发火。

听了方女士的描述，笔者心里大概有了把握，血液化验结果也证实了这点。她目前的所有症状都属于典型更年期表现。剩下的事情就比较简单了，为其制定个性化天然激素调理方案。

经过天然激素的综合调理，方女士的身体很快就恢复了健康，一个月后出汗、潮热明显减轻，睡眠质量改善，三个月后症状基本消失。刚见到方女士的人，从外貌及体力来看，没人相信她已经接近60岁。

至今，方女士还在坚持她的天然激素疗法。

潮热、出汗作为最典型的更年期症状已经被广大女性所知，是欧美及非裔女性更年期最高发的症状，占到全部更年期女性症状的90%以上。但是由于人种的不同，在中国女性中，潮热、出汗仅在所有更年期症状中排名第四位，排名前三位的分别为骨关节、肌肉疼痛、疲乏、失眠。

潮热、出汗的原因比较复杂，一般认为是雌激素下降造成的植物神经功能紊乱所致，从专业角度分析，是由于下丘脑体温调节中枢功能紊乱造成的。虽然针对此症状有各种各样的理论，但是补充雌激素后症状可以显著减轻，说明雌激素缺乏是潮热、出汗的最主要原因。

潮热、出汗虽然不是危及生命的器质性病变，但是面部突发的潮热、大量出汗造成的社交恐惧及夜间出汗影响睡眠带来的身体疲惫、焦虑会显著降低女性的生活幸福感，并有可能造成机体免疫功能的下降而诱发其他严重疾病。

出现潮热、出汗也无须担心，这是身体给你发出的信号：你已经开始进入更年期，需要去咨询专业医生；你的生命才刚刚驶入最美好的阶段，在生活方式调整及专业干预下，能够快乐地度过人生的后半程。

10．更年期与心血管健康

王女士经常感到莫名其妙的心慌、胸口不适，在刚出现这些症状时王女士并没有在意，只认为是心神劳累的缘故，觉得休息一段时间就好了。但是症状并没有因为她的不在意而烟消云散，胸口不适的感觉逐渐严重，并且伴有焦虑不安，常有担心自己会在梦中突然死去、女儿没人照顾等不好的念头。丈夫陪她去医院检查，除了血压高(145/100 mmHg)外，心电图没有发现任何问题，医生建议她去看精神科，被诊断为轻度抑郁。她开始服用降压药及抗抑郁药，血压很快控制下来了，除非特别劳累，血压基本能够稳定在130/90 mmHg以下，原来各种不舒适的症状似乎也减轻了很多。

生活又重新回到原来的轨迹上，生活虽然平淡但是也过得有滋有味，但是这一切在王女士55岁时都变了。后来王女士自述，53岁绝经后，除了心脏的不舒服之外，失眠、潮热、出汗、疲乏、眩晕、脾气变化、浑身疼痛等更年期症状一样她都没有落下。然而，由于她的母亲、姐姐都是死于高血压性脑出血，所以最让王女士烦恼的是她的血压变化无常。

正常情况下，王女士的血压维持在130/90 mmHg左右，但是一旦因为鸡毛蒜皮的小事影响了情绪，她的血压会飙升至190/110 mmHg。多次急诊入院，辗转求医，连冠状动脉造影都做过了，也仅仅发现轻微的冠状动脉供血不足。医生于是加大她的降压药剂量，每天下午发生急剧血压变化前，提前服用新的降压药；她还同时服用几种抗抑郁药物，但已经产生了血糖升高的副作用。

其间，也有医生建议她服用性激素类药物，在考虑到合成药会增大她的子宫肌瘤及带来的其他副作用后，她拒绝了。路走到这里，似乎已经进入了死胡同。她的一位医生朋友在听了笔者老师、美国著名天然激素医学专家尼尔教授的课程后，把笔者介绍给了王女士。

经过详细的问诊及身体激素水平检测后，笔者诊断王女士是由于更年期造成的植物神经功能紊乱，并引发了血压控制障碍。王女士非常认同笔者的说法，全力配合进行天然激素疗法。半个月后，王女士的精神状态明显改善，停用了部分抗抑郁药物；一个月后，血压波动频率减少，幅度降低；三个月后，血压平稳，她已经不再关心自己的血压变化了。

很多人都谈癌色变，但是导致中国人口死亡最多的疾病却是心、脑血管疾病。2009 年我国大城市居民死亡原因调查显示：心脏病和脑血管疾病成为女性绝经后最重要的两大死亡原因。

1984 年以来，美国的统计研究显示，女性心血管疾病的死亡人数已经超过男性，每年死于冠心病的妇女人数是乳腺癌及肺癌致死数的 3 倍；每 5 名妇女中就有一位患有心血管疾病。在欧洲，55% 的死亡妇女是因心血管疾病所致，而男性是 43%。

由于雌激素对女性的保护作用，绝经前女性心血管疾病的发病率非常低，只有不到万分之一，而同年龄的男性心血管疾病发病率高于女性 2 ~ 3 倍。绝经后，雌激素对心血管的保护作用消失，女性心脑血管疾病发病率不断增加。调查显示，女性发生心血管疾病的平均年龄大约比男性晚 10 年 (男性在 45 岁以上时发病率开始增高，而女性在 55 岁以后才见明显升高)，心肌梗死及猝死平均发生时间晚于男性 20 年。但是到了 75 岁之后，男、女心血管疾病的发病率逐渐趋于相同。

调查还显示，因手术或者自然原因提前绝经的女性患心血管疾病的风险比同年龄组其他女性更大。与绝经前女性相比，因卵巢手术而提早绝经的女性发生急性心肌梗死的相对危险度随手术时年龄的降低而升高，35 岁前行双侧卵巢切除而导致绝经的女性发生急性心肌梗死的危险是未绝经女性的 7.2 倍，而保留卵巢的全子宫切除术仅仅略微增加了这种危险性。这些数据都证明了雌激素对心血管系统的保护作用。

更年期心血管系统症状个体差异比较大，很多人仅有轻微的心慌或者胸口不适感，但是症状严重者会反复出现类似于心绞痛，如发作时出现胸口闷压感，疼痛范围较小而且表浅，疼痛部位不固定，呈针刺样疼或者隐痛，持续 1 ~ 2 秒或者数小时、几天，甚至连续疼痛几周，做深长叹气样呼吸后症状能轻微缓解，舌下含服硝酸甘油通常无法缓解，心率正常但有心慌感，心电图检查正常或者有轻微的心肌缺血表现。询问病史后往往发现，心血管系统症状的出现经常与情绪、精神有关，而与体力劳动、暴饮暴食无关。这类女性还经常伴有其他更年期症状，如潮热、出汗、失眠多梦、容易激动、浑身疲乏等，但是一般没有以往的心脏病史。体格检查通常没有阳性发现。正是因为自我感觉症状与体检结果的差距巨大，容易引起家人甚至医生的误判。

更年期后出现的体重增加及血脂变化也是导致绝经后女性心血管疾病发病率增高的原因。大量研究显示：女性绝经后基础代谢率下降致使能量消耗减少，体重增加；绝经后经常出现血清胆固醇、甘油三酯、低密度脂蛋白 (LDL，坏的胆固醇) 增高，而高密度脂蛋白 (HDL，好的胆固醇) 下降，使胆固醇容易沉积在动脉血管，发生冠状动脉粥样硬化及颈动脉斑块。

另外，血压不稳定也是更年期女性常见的心血管系统症状，这也是很多女性反复就医的原因之一。表现为血压忽高忽低，变动幅度经常超过 50 mmHg，以收缩压升高为主，舒张压仅有轻度升高或者不变。导致血压不稳定的原因是雌激素下降引起的植物神经功能紊乱。

植物神经是主管内脏运动的不自主神经，也就是不能被人的意识主动支配的神经系统。植物神经的主要功能是调节身体功能，如心率、血压、消化、呼吸速率、瞳孔反应、排尿、性冲动等。植物神经包括交感神经与副交感神经，在正常情况下，功能相反的交感神经和副交感神经处于相互平衡制约中，在这两个神经系统中，当一方起正作用时，另一方则起负作用，很好地平衡协调和控制身体的生理活动，这便是植物神经的功能。如果植物神经系统的平衡被打破，那么便会出现各种各样的功能障碍。

雌激素具有保护女性心血管系统、防止和延缓动脉粥样硬化的作用。国内外有很多的临床研究都已经证实，如果在更年期早期就进行及时干预，可以显著降低后期心血管疾病的发病率及死亡率，提高女性的整体生活质量。

11. 更年期与骨骼健康

刘大妈今年68岁，平素身体健康，人随和、健谈，天天带着两个可爱的小孙子在楼下玩耍，与邻居们相处得非常融洽。但是最近一段时间，大家没有见到刘老太太下楼，都纷纷打听，后来一个知情人告诉大家，前几天老太太住院了，现正在家里休养呢。

几个要好的邻居买了礼品到了刘大妈家。刘大妈告诉大家，也不知是出了什么毛病，前几天因为患了小感冒，在一次打喷嚏时突然感到胸部剧烈疼痛，疼得都不敢深呼吸。家人急忙把她送到医院，一检查发现断了两根肋骨，幸亏还不是太严重，医生给她做了外固定治疗，并给她开了很多补钙的药品。因为身体活动不便，两个小孙子也被送到姥姥家去照顾了。

刘大妈感到很纳闷，天天在吃孩子们从美国带回来的补钙保健品，并且每天两包鲜牛奶，平时也没有感到任何不舒服，怎么打个喷嚏还会发生骨折呢?

人体骨量水平由儿童期逐渐增加，到30岁左右达骨峰值，青春期发育前骨量储备能达到高峰时的90%。与年龄相关的生理性骨量丢失开始于35岁左右，平均每年骨量丢失率为全身总骨量的0.3% ~ 0.5%，也有很少部分人会超过1%。

妇女骨丢失加速从更年期早期开始，绝经后骨丢失加速，绝经后5 ~ 8年之内骨丢失快者每年可达4% ~ 8%，平均为5%。女性如不做特殊干预，绝经后前10年，身高平均下降3 ~ 5厘米，个别人可下降8厘米左右，绝经后20年，身高平均下降10厘米左右。

绝经后妇女发生骨质疏松的原因包括卵巢功能衰退导致的雌激素水平低下，营养不足，过量吸烟、过量饮咖啡、酗酒，运动量减少，遗传因素等。其中，以雌激素水平低下对骨质疏松的影响最大。

绝经后骨质疏松是由于雌激素缺乏导致骨量减少及骨组织微结构变化，使骨脆性增高导致易于骨折。这种骨质疏松以松质骨变化为主，绝经后20年，松质骨减少约50%，皮质骨减少约30%。通常骨量每降低10%，骨折率的风险增加1倍。绝经后常见脊椎骨折与腕骨骨折，而到65岁以后髋骨骨折逐渐增多。虽然一般人对更年期后骨质疏松症的认知率比较低，但是女性一生中发生骨质疏松性骨折的危险性可达40%，高于乳腺癌、子宫内膜癌及宫颈癌危险性的总和。

绝经后髋骨骨折对健康的危害非常严重，发生髋骨骨折后，1年内死亡率达 10% ~ 25%。约有 25% 的患者需要长期家庭护理，仅有 1/3 的患者能完全恢复到骨折前的状态。髋骨骨折后 1 年，40% 的患者仍不能独立行走，60% 的患者至少有一项必需的日常生活不能自理，80% 的患者有其他活动受限，如驾驶汽车、日常购物等。髋骨骨折患者有 1/3 终生离不开轮椅，1/3 患者则因为并发症导致死亡。

绝经后骨质流失往往没有任何症状，部分妇女仅表现为腰背部疼痛。但是没有症状不代表骨量不减少，例如，X 线资料证实 50% 以上的脊椎骨折是没有症状的，60 岁以上妇女约 1/4 有脊椎骨折的 X 线证据。这种从量变到质变的过程一般持续 10 年以上，髋骨骨折多发生于 60 岁以后的妇女，70 岁以上的发病率明显增加。老年人骨质疏松性骨折治疗比较困难，通常有其他并发症产生，如长期卧床使血流缓慢、肺及气管的分泌物排出不畅，导致心血管疾病及肺部感染，这将使老年患者死亡率上升。

在中国，存在骨质疏松或低骨密度的 50 岁以上妇女约占 55%。其中，有一半可因骨质疏松而发生骨折。所以，绝经后骨质疏松是影响女性整体生活质量及幸福感的重要因素，决不能小觑。及早进行干预是预防更年期后骨质疏松症的最重要环节，方法包括补充天然激素、增加运动量、增加平衡能力防止跌倒、增加钙制品及维生素 D 的摄入、补充维生素 K 等。

12. 更年期与糖尿病

苏大姐的父亲患有严重的糖尿病，因为足部坏死已经进行了右下肢截肢手术，目前靠打胰岛素控制病情。由于有这个家族因素，她对自己的血糖也非常关注，每年都会定期去医院进行体检。46 岁那年，苏大姐的体检报告显示空腹血糖也开始升高了，但只是轻微地升高，医生只是告诉她注意控制饮食及增加运动，定期复查血糖就可以，没有使用降低血糖的药物。

在刚发现血糖升高的前几年，苏大姐的血糖确实控制得不错，虽然偶尔超过正常值，但也不是太严重，并没有引起她的特别注意。

苏大姐52岁那年，80岁的老母亲因病去世。母亲的去世对苏大姐是一个沉重的打击，开始的一段时间她天天以泪洗面。后来在大家的开导下，她才慢慢从悲痛中走了出来。不过也就是从这时开始，她的身体逐渐出现各种问题，月经从开始不正常直到最后停经，整天感觉疲惫，睡眠质量很差（入睡困难、梦多、早醒、夜汗），同时伴有肌肉关节酸痛、心慌、眼睛干涩等症状。体检倒是没有发现什么大问题，只是原来保持在比正常偏高的空腹血糖上升到7 mmol/L，医生建议她开始服用降糖药物。

苏大姐的一个朋友给她介绍说欧洲有个机构可以通过细胞技术治愈糖尿病，苏大姐听后如获至宝，立马让朋友帮忙联系。那边的回复也让苏大姐精神振奋，说不仅可以治愈她的糖尿病，而且还能起到延缓衰老、恢复青春的作用。在花费了一笔不菲资金后，苏大姐启程去了欧洲。为期一周的治疗并不像想象的那么复杂，除了静脉输液排毒，医生还给她注射了从羊胰腺中提取的针剂。来此治疗的都是像苏大姐这样的中国人，不光有糖尿病患者，还有癌症患者，也有单纯为了抗衰老而来的，大家都对这种号称欧洲皇室才能享用的保健方法充满希望。

回国后的第一个月，苏大姐的空腹血糖降到了5.8 mmol/L，疲劳感与睡眠也有所改善，家人都为她感到高兴。但是从第二个月开始，空腹血糖开始慢慢回升，三个月后又回到了 7 mmol/L 的水平，各种不适症状重新出现了。这到底是怎么回事呢？苏大姐陷入困惑之中。

在一次更年期健康公开讲座上，苏大姐认识了笔者，在笔者的建议下，她开始应用为她量身定制的天然激素治疗方案，很快各种不适症状逐渐消失了，血糖重新稳定在 6 mmol/L。

女性进入更年期之后，由于各种激素水平的下降及新陈代谢速率的降低，胰岛素抵抗的风险增高，并且由于内脏脂肪的堆积，代谢综合征的风险增大。雌激素与糖代谢有着千丝万缕的联系，雌激素下降会使胰岛素敏感性降低，导致糖耐量异常。绝经后 5 年内，中心性肥胖及血糖升高的风险最高，直到绝经后 14 年左右才会逐渐平稳。

胰岛的功能下降大约起始于 30 岁，每增加 10 岁下降 6% ~ 18%。进入更年期后功能减弱更为明显，表现为对葡萄糖的耐受量降低。进入更年期，糖尿病的发病率显著增高，而且随年龄的增高而不断上升。有报道称 60 岁以上糖尿病的发病率是 40 岁以下的 8 倍，这可能与胰岛的 β 细胞活性减弱、胰岛素分泌的绝对减少和相对减少有关。

与其他传染性疾病相比，糖尿病等慢性非传染性疾病又被称作“无声的杀手”。中国有 1.1 亿糖尿病患者，大概每十人中就有一个糖尿病患者，每年因为糖尿病死亡的人数约有 100 万，占死亡总数的 80%。可以说，糖尿病和每个人的生活息息相关。

世界卫生组织 (WHO) 预计，若不尽快采取行动，到 2040 年中国的糖尿病患者将增至 1.5 亿人，会给健康和社会经济带来严重影响。糖尿病等慢性非传染性疾病不断增加的势头，将使未来的卫生系统不堪重负。

目前，中国超过一半的糖尿病患者未得到诊断，糖尿病患者的治疗率仅为四分之一。对于这种无法治愈的疾病，如果能够进行早期诊断，可避免心脏病、肾衰竭和失明等并发症后果。因此，如何提高早期发现、诊断和治疗的能力是一个难题。

多囊卵巢综合征是女性常见的内分泌疾病，占到育龄女性总数的10%。由于内分泌失衡导致的胰岛素抵抗是这种疾病的主要机制，多囊卵巢综合征女性有30% ~ 40% 伴有糖耐量异常，10% 在40岁时就发展成为Ⅱ型糖尿病，远高于正常女性。妊娠高血压疾病（妊高征）、妊娠糖尿病、有糖尿病家族史的女性也是糖尿病的高发人群。对于这类妇女，进入更年期后应该更加关注。

医学研究证实，更年期糖尿病女性在补充天然激素后能改善血糖，在应用半年后，空腹血糖及糖化血红蛋白（可以观察到3个月的血糖水平）均明显下降，其机理是增加胰岛素分泌，并使组织对胰岛素的敏感性增加，同时还使肝脏、肌肉和脂肪组织等利用葡萄糖的组织增加对血糖的清除。对于更年期使用降糖药物控制不佳的女性，天然激素还可以提高机体对药物的敏感性，达到降低血糖的目的。

13．更年期与情绪变化

董女士进入更年期后开始整夜睡不着觉、头晕、胸闷、疲劳、焦虑，感觉人生没有意义。只要与丈夫见面就无缘无故发火、痛哭流涕、闹着离婚及分家产。丈夫开始还有耐心，后来也是让她闹得痛苦不堪。有人建议董女士去看精神科医生，医生说她有轻度抑郁症，开了两种抗抑郁药物。用药后睡眠稍微有所改善，其他没有明显变化。半年后的体检中，发现血糖升高。医生说可能是因为抗抑郁药物引起的，丈夫让她停用了，一切又回到原来的样子。丈夫心中暗想，这种日子什么时候才到头啊！

董女士公司有个同事的丈夫在美国加州大学进修医学，告诉他可能是更年期导致的抑郁，这在美国处理起来也很容易，只要使用天然激素，症状有可能很快就缓解。他们通过同事联系上美国著名天然激素医学专家尼尔教授并预约了门诊。通过问诊及血液检测报告，尼尔教授发现她已经绝经 3 年，雌激素已经降低到最低水平，身体其他激素的情况也不乐观，于是给她制定了半年的天然激素治疗计划。很快她的各种症状都有了明显改善，也逐渐开始理解丈夫工作不容易，并为近几年给他造成的烦恼道歉。很快家里又开始有了笑声，生活依旧充满阳光。

更年期情绪变化的发生率非常高，甚至已经成为大众心目中更年期的名片。北京市城区女性更年期健康研究发现，易激动发生率接近 50%，抑郁、焦虑、多疑的发生率也接近 30%。这主要与更年期激素剧烈波动及雌激素的明显降低有关。这些症状不仅影响了女性的生活质量与社会交往，严重者还会造成家庭破裂甚至自杀。

易激动比较容易理解，但是抑郁则表现得比较隐匿。抑郁以情绪低落为主要特征，表现为闷闷不乐或者悲痛欲绝，并且持续超过 2 周，另外还会伴有以下症状中的四项：

- 对日常生活丧失兴趣，无愉快感。
- 精力明显减退，无原因的持续疲乏感。

- 精神运动性迟滞。
- 自我评价过低，自责或有内疚感。
- 联想困难，自觉思考能力下降。
- 反复出现想死念头，自杀。
- 失眠、早醒或睡眠过多。
- 食欲缺乏，体重明显减轻。
- 性欲明显降低。

美国医学专家建议，除了天然激素疗法外，以下几种生活方式的调整对更年期情绪变化具有很大的作用：

- 让规律运动成为生活的一部分。运动是提升情绪、机体能量及改善睡眠的灵丹妙药。规律性的有氧运动可以促进大脑分泌让人愉快的神经递质——内啡肽。不管是什么样的运动，包括快走、跳舞、游泳都可以提高你抵抗压力的能力。运动带来的正面作用是逐渐叠加的，因此坚持非常重要。

- 主动说出来。更年期女性有个很大的问题就是不主动向别人说起自己的感受，甚至包括很好的朋友。但是孤独会让你的情绪更加低落及变得不自信，打开心扉告诉朋友你的亲身感受，并了解其他更年期女性的表现，这会让一切变得大不同。

- 正念(mindfulness)。麻省理工大学医学院的卡巴金教授，是把正念引入西方主流社会的开创者，就是采用了在医院开设减压门诊的方式，把正念介绍给需要应对压力挑战的患者和普通人。

正念是一种有意的，不加评判的，对当下的觉察。正念至少有两个要素，即觉察与慈悲。觉察是对当下的身心体验的觉知；慈悲是对当下体验的态度——开放与接纳，放弃追求有别于当下的体验的企图。这二者同时具备，才是正念。正念的七种态度是：

（1）不评判 (non-judgmental)：不对自己情绪、想法、身体感觉等现象做好或坏的价值评判，只是纯粹地觉察。

（2）耐心 (patience)：对自己的各种身心状况保持耐心，有耐心地与它们和平共处。

（3）初学之心 (beginner' s mind)：常保持一个初学者之心，保持好奇、开放，以赤子之心面对每一个现象的发生。

（4）信任 (trust)：相信自然的安排，相信生命的智慧与能力会带来最适合的安排。

（5）无为 (non-doing)：只是无为地觉察当下发生的一切身心现象；不强求 (non-striving) 想要的目的。

（6）接受现状 (acceptance)：愿意如实地观察当下的种种身心现象。

（7）放下 (let it go)：放下种种的好恶分辨心，只是分分秒秒地觉察每个当下发生的身心现象。

• 常怀感恩之心。当你处于抑郁或焦虑时，你通常会花很多时间考虑为什么你变得难受，但是很快你就发现这根本无济于事。要满怀感恩之心，睡觉之前想三个你感觉美好的事情，重启你的精神状态。

• 设定几个小目标。按照从易到难的程度把需要做的事情列一个清单，从最容易的开始，每周完成一个。即使是小的成绩也可以帮助恢复自信心。

• 尝试呼吸训练。每天找时间放松自己，把压力状态置于可控制的水平。这不仅可以缓和情绪，对更年期的潮热、出汗也有帮助。静坐 5 分钟，在从 1 数到 11 的时间里吐纳呼吸 5 次，坚持下去你会慢慢发现身体的变化。

• 减少饮酒。酒精虽然可以暂时提升情绪、减轻焦虑感，但是从长远来看，它却是焦虑与忧郁的触发器。确保把饮酒量控制在健康范围，每周给自己几天不饮酒的时间。

• 善待自己，给生活增添一些乐趣。每天与好朋友聊聊天，到大自然走一走，到环境优雅的咖啡厅喝点东西，甚至可以在网络上看看可爱小动物的视频。女人不要对这些让人愉悦的行为感到自责，因为专家发现这些行为可以激发你的能量及正面的情绪。如果对待自己像对待好朋友一样，可以对自信心及情绪起到连锁作用。

• 从植物保健品中获取帮助。圣约翰草是一种传统的治疗焦虑与低落情绪的植物，现在临床已经证明它可以改善轻微及中等程度的抑郁。另外红景天、南非醉茄、印度醋栗、5-HTP 等也被发现具有缓解情绪的作用。

大脑的 60% 是由必需脂肪酸组成的，所以大脑这个器官对于我们吃的什么、喝的什么非常敏感。那些吃鱼比较多的人群抑郁症的发生率就比较低，因为鱼是必需脂肪酸最好的来源。如果你不能经常吃鱼，那就服用 Omega-3 保健品也有很好效果。

研究还发现，叶酸（一种 B 族维生素）、色氨酸（一种氨基酸，在火鸡、鱼、坚果、豆类中含量较高）也可以对神经系统起到帮助作用，降低抑郁的发生。

• 少就是多。很多人患了“紧张生活方式综合征”。他们认为忙碌的生活是成功的表现之一，而且对不能保持这种生活方式感到自责。但是，这会让你的思想、精神与恐惧搅在一起，从而影响你的情绪状态。

14．更年期与睡眠

方女士的身体素质不错，很懂得养生之道，每天都有规律运动，吃的都是企业小农场自产的有机食物，她看起来也不像是快50岁的人。但是只有一个问题让她困扰，接近40岁时的一次流产后，她的睡眠质量开始变得不尽如人意，开始时只是睡眠变浅，后来逐渐变得入睡困难、易醒、早醒，晨起后疲劳。通过中医调理，症状缓解了很多，并没有引起她的太多关注。

在方女士48岁那年，原来一直规律的月经开始变得不正常，有时不到20天就来一次，有时要接近50天才来一次。她知道自己开始进入更年期了。朋友告诉她，这是女人到了这个年龄的正常现象，慢慢就会过去了。但是，之后的夜间出汗却让她大伤脑筋，经常失眠。伴随失眠带来的症状是疲劳、关节疼痛、心慌、发脾气。丈夫带她找到当地最好的内科专家，做了各种检查，都没有发现身体有什么问题，专家给她开了安眠药让她睡前服用。开始时安眠药确实有效，但是出汗、烦躁的问题依然没有解决，睡眠质量还是比较差。

专家给了她两种专业建议：一是使用合成激素，优点是价格便宜，在中国的医院就可以进行，但是对健康有潜在风险，为了短期改善症状可以使用；二是采用天然激素疗法，优点是成分全部来源于天然植物，对健康没有危害，还能起到延缓衰老、预防疾病的作用，缺点是价格比较贵。

了解到天然激素疗法在美国已经有几十年的应用历史，可以解决更年期带来的内分泌失衡问题。

美国专家说，随着年龄的增加，女性尤其是40岁之后，身体分泌的激素逐渐减少，女性开始变得皮肤松弛、干燥、皱纹增多、脂肪增加，体型不再像年轻时那么轻盈；到了更年期，激素水平剧烈波动，带来一系列更年期不适症状；绝经后，没有了天然激素的滋润，女性快速变得衰老，各种失眠、疾病等也随之而来。

方女士与丈夫决定让医生给她制定长期的天然激素治疗方案。三个月后，她高兴地跟专家说，她的部分症状得到缓解，尤其是失眠问题改得最好。

睡眠就像食物和水，是我们每一个人生存必需的生理需求。人的生命旅途中，几乎有 1/3 的时间是在睡眠中度过的。因此，睡眠是生命赖以延续的一种生理现象，是一种养生需要。“睡眠良好”是世界卫生组织 (WHO) 定出的健康的十大标准之一，由此可见睡眠对于健康非常重要。

睡眠是让我们焕发生命力的一剂良药。睡眠可以帮助我们消除疲劳，恢复体力，保护大脑，增强免疫力，延缓衰老，促进生长发育。在所有的休息方式中，睡眠是最理想、最完美的休息。在睡眠状态下，全身各项功能降低，仅维持必要的基本功能，如肌肉放松、心率减慢、血压降低、呼吸减慢、唾液分泌明显减少、尿量减少、代谢降低、体温降低等。

良好的睡眠能消除全身疲劳，使脑神经、内分泌、体内物质代谢、心血管活动、消化功能、呼吸功能等得到调整，促使身体各部分组织生长发育和自我修补，增强免疫功能，提高对疾病的抵抗力。

更年期睡眠障碍主要表现为入睡困难、失眠、夜间频繁觉醒 (包括噩梦、夜惊)、晨间早醒、醒后无法再入眠、嗜睡及打鼾等。睡眠障碍往往是心血管疾病、糖尿病、抑郁症等多种疾病的早期表现。长期睡眠障碍会增加女性冠心病发作的风险，加重各种慢性疾病的严重程度，降低机体免疫力，甚至引起死亡。

影响更年期女性睡眠的因素主要有以下几个方面：

• 更年期激素水平降低，造成大脑神经递质分泌异常，松果体分泌的褪黑素减少，睡眠与觉醒中枢平衡失调。现代研究发现，大脑中存在孕酮的受体，而孕酮具有保护大脑及中枢镇静的作用。绝经后卵巢不再分泌孕酮，雌激素水平也明显下降，对大脑的保护作用消失，导致睡眠障碍的发生。

• 更年期常见的潮热、出汗可引起入睡困难、白天睡眠过多，是更年期女性失眠的主要因素。同时，潮热、出汗还会导致脾气急躁、焦虑的发生，从而诱发失眠的发生。

• 90% 以上的抑郁女性都伴有睡眠障碍，而更年期抑郁、焦虑的发生率显著升高，也是导致失眠发生的主要原因之一。

15．更年期与性生活

食色，性也。几千年之前，中国人就知道性在人类生活中的重要性。但是，由于东方人的含蓄、内敛，大家都羞于谈性，尤其是中国女性。关于性的话题成为一种隐晦内容在私下交流。

笔者经常见一些不到 30 岁就性趣皆无的女人。甚至还有不少女性朋友认为，女人 40 岁以后没有性欲很正常。由此可见，普通大众对性的认知度如此之低，还没有认识到良好的性生活是快乐人生的一部分。但是从每年逐渐增长的性用品庞大销量来分析，人们对性的要求非常强烈，可以用暗潮涌动来形容。

与男性相比，女性对于提高性功能产品的选择非常少，或者说根本没有。各大药厂都投入巨资研究提高男性性功能的药品，市面上有各种各样的药品供男性选择。很多大医院里面有男科专家服务于男性，解决他们的性功能问题。女性如果有生殖系统的器质性病变，妇科医生可以提供帮助，但如果只是性冷淡，那就只能求助于中医了。中国亟须像西方国家一样能有解决女性性问题的专家。

统计数字显示，中国更年期女性性功能障碍比例高达58.1%，与性有关的症状发生率由高至低分别为：性欲障碍、性唤起障碍、性高潮障碍、性满意障碍、性交痛、阴道润滑障碍。性欲减退不仅见于更年期以后，各年龄段性欲减退比例如下：

• 20 ~ 40岁：32%。

• 40 ~ 60岁：56%。

• 60 ~ 80岁：77%。

而美国对4000多名50 ~ 93岁老年女性调查发现：

• 大部分人性生活活跃期可持续到70岁或者更高。

• 60岁以上妇女3/4以上有性生活，平均每月一次。

• 70岁以上半数妇女有正常性生活。

• 身体健康、感情融洽的夫妇性兴趣和性能力能持续到70岁、80岁甚至90岁。

更年期及之后女性较年轻时更容易发生性功能障碍，主要原因包括：

• 各种更年期症状如潮热、出汗、烦躁、抑郁、焦虑、失眠、肌肉关节疼痛等降低性欲。

• 伴随更年期而来的雌激素水平低下可导致阴道壁变薄、分泌减少、外阴及子宫萎缩、外阴血液循环不畅、炎症，引起性交痛、性唤起缓慢、性敏感度降低、阴道壁出血，降低性快感，甚至引起性交恐惧。

• 乳房及乳头的敏感度下降。

• 绝经后雄激素下降，引起性欲降低。

• 社会心理因素。如认为 50 岁以后就不需要性生活了，甚至认为阴道干涩是身体告诉她应该停止性生活了。

16. 更年期与肥胖

从女士今年已经 46 岁了。作为一家跨国财务软件公司的工程师，她需要经常到客户那里进行软件培训及处理技术方面的问题，一个月大约有 20 天在外地。从女士最近感到身体有些地方不大对劲。第一是容易疲劳。原来下飞机后立即投入工作，晚上还能去健身，但是现在忙完一天后，回到酒店就想睡觉，即便是坚持去运动，结束后还是感觉很疲乏。这是原来从没有过的现象。另外睡眠质量下降，梦多、入睡困难，晨起后没有清醒感，反而觉得更劳累，直到下午才慢慢缓过来。还有头发脱落比较明显。原来一直非常规律的月经经常往后拖，有时甚至 2 个月才来。最让从女士烦恼的是体重在快速增加，平均每个月增加 0.5 公斤。原来平坦的小腹开始有了赘肉，紧实的上臂也出现了蝴蝶袖。

为了摆脱快速增加的体重，从女士加大了运动量，并且开始节食。在她的努力下，体重倒是停止了增长，但是增加的体重却怎么也降不下来了。单位体检时，她发现体重在一年中增加了 5 公斤，身体其他指标一切正常。这到底是怎么回事呢，她百思不得其解。

从上面的描述分析，从女士已经开始进入更年期。通常情况下，女性在更年期会增重 2.5 公斤左右，这是因为中枢系统在人类长期进化过程中形成的条件反射。就像在入冬之前，动物们都开始储存食物，增加体内脂肪，以防冬天的严寒及食物短缺。进入更年期，中枢系统就会进行自动调节，通过降低身体基础代谢率来增加脂肪储备，以防年老体弱后寻觅食物能力下降，因为饥饿而危及生命安全。

但是随着社会的不断进步，现代人再也不会因为食物匮乏问题而影响健康及生命，反而医学研究发现，更年期后随着身体脂肪尤其是内脏脂肪含量增加，代谢综合征、糖尿病、心脑血管疾病、癌症等老化性疾病的发病率明显增高。这就需要引起女性朋友的关注。肥胖不仅影响你的外观，让你看起来变老，而且还会引发疾病，影响你后半生的生活质量。

更年期体重增加及体型改变与雌激素有关。青春期与育龄期女性雌激素分泌旺盛，而对雌激素敏感的脂肪细胞集中在身体下部，主要在腰部以下，如下腹部、臀部及大腿部。这时的身材呈“梨形”，是每个女性期望的完美身材。更年期开始后，卵巢功能衰退，雌激素分泌明显减少，身体脂肪含量增加，肥大的脂肪细胞逐渐转移到上半身，在腹部堆积，使女性腰部变粗，臀部脂肪减少，身材逐渐变为中老年的“苹果形”。

储存在女性臀部及双腿的脂肪与储存于腹部的脂肪所引起的健康问题并不完全相同。臀部和大腿的脂肪在女性怀孕及母乳喂养时，能够为她们提供能量。然而，腹部脂肪堆积与女性患上老年痴呆症、骨质疏松和癌症的风险增加之间存在着关联。另外还有研究发现，腹部脂肪增多但还未达到肥胖症程度的人死于心脏病的可能性会增加。

另外，与男性相比，女性脂肪在内脏中的积聚较其他部位少，而男性脂肪在内脏与其他部位的积聚是一样的。所以，男性的心血管发病率要高于女性。但是，随着女性绝经后脂肪分布的改变，女性的发病率逐渐向男性靠拢，70岁之后，男女发病率几乎相等。

不过有趣的是，有关研究结果表明，补充天然激素可以帮助女性体型从“苹果形”向“梨形”转化，同时还可以改善空腹血糖、血脂等代谢指标，从而证实了天然激素可以预防老年性疾病的发生。这也是为什么天然激素疗法在各国得到众多医生及女性朋友推崇的原因。

美国著名医院梅奥诊所 (Mayo Clinic) 给更年期女性提出了以下建议。

预防或逆转更年期体重增加没有什么魔术公式，只需要坚持：

• 多运动。有氧运动及力量训练可以帮助你减掉多余重量并维持在健康体重状态。因为运动可以帮助你更有效燃烧脂肪，消耗热量，使你容易控制体重。

对于大部分健康人来说，专家建议中等量的有氧运动，如每周至少快步行走 150 分钟，或者剧烈的有氧运动 (如每周慢跑至少 75 分钟)。另外，建议每周两次力量训练。当然如果想达到减轻体重或者改变体形的目的，你还要付出更多。

• 控制饮食。先不要说减轻体重，就算是想维持现有的体重，50 岁的你应该比你 30 岁或者 40 岁时每天减少 200 卡路里的热量摄入。

在不减少营养的前提下控制热量摄入，你需要关注你的饮食。多吃水果、蔬菜、全谷物，尤其是那些没有经过精加工、富含食物纤维的食物。

豆类、坚果、鱼、鸡肉等是健康蛋白质的选择。用橄榄油、植物油替换奶油、人造黄油、起酥油。

• 检查你的甜食习惯。食物中添加的糖分为人们每天的饮食增加了平均 300 卡路里的热量，其中大约一半来自甜味饮料，如软饮、果汁、能量饮料、加糖的咖啡、茶等。其他增加多余热量的食物还有饼干、甜点、面包、甜甜圈等。

• 限制酒精。含酒精的饮品会增加热量摄入并增加你的体重。

• 让你的身边多一些帮助你维持健康饮食习惯及增加运动量的朋友，当然如果大家能一起来改变生活方式最好。

最后，请记住，在生命的任何阶段想降低体重都需要持续地改变你的饮食及运动习惯，为了让自己更健康，现在就开始吧。

17. 更年期与泌尿生殖健康

宋女士明年就 50 岁，她是一个爱干净的人，最近却有了一个难言之隐，她的下身不断散发出臭味，每天换洗下来的内裤上都有一些黄色分泌物，还伴有外阴瘙痒、尿急、尿频。开始她只是增加清洗阴道及外阴的次数，但是作用不明显。去家附近的医院看，医生说是阴道炎及尿道炎，给开了口服抗生素及阴道用栓剂，用上 3 天后症状就减轻了，1 周后症状消失。

宋姐以为这是由于个人不注意卫生造成的。她开始使用进口的女性护理液，可是没有想到的是，上面的情况在不到 1 个月后又开始出现了，还出现了咳嗽后尿液不自觉流出来的情况，让她非常难堪。

上面例子是更年期典型表现的其中一种。更年期卵巢功能衰退，分泌各种性激素的能力下降或消失，尤其是雌激素。雌激素在维持女性特征、滋养生殖器官（外阴、阴道、子宫、输卵管）中起着无可替代的作用。另外泌尿道上皮、盆底肌肉、结缔组织也有雌激素的接受位点，雌激素水平下降还会造成尿道萎缩及分泌能力降低，盆底肌肉松弛，诱发泌尿系统感染、尿失禁、盆底脱垂、直肠膨出、子宫脱垂等病变。

正常育龄女性的阴道壁非常丰厚并且富有弹性，阴道白带分泌物比较多，

阴道呈酸性 (pH< 4.5)，自净能力很强。而更年期后女性的阴道壁菲薄、容易出血、弹性很低，就像风沙过后裸露的岩石一样。这时阴道的 pH 值上升 (pH> 6)，抵抗力降低，容易引起致病菌繁殖诱发感染。

由于失去了雌激素的滋润，更年期后女性外阴也不再像年轻时那样饱满，典型表现为大阴唇脂肪垫消失、小阴唇变小、苍白或者完全消失，阴道口缩窄。皮脂腺分泌减少，阴毛脱落，外阴皮肤皲裂 (经常被误认为是湿疹)，外阴疼痛或瘙痒。

绝经后的雌激素下降会使阴道丢失胶原蛋白、脂肪组织，失去结构支撑及储水能力。阴道壁的血管变狭窄、血液循环变差，久而久之导致阴道狭窄、缩短甚至阴道口闭塞，这些情况在没有经历过阴道分娩的女性更为明显。

绝经 4 ~ 5 年后，阴道萎缩达到一定程度。这时女性会感觉阴道干涩，对于还有性生活的女性，则会感觉到性交困难或者性交疼痛、出血。对于绝经后没有性生活的或者没有深度性交的女性，以上感觉可能更明显。

虽然泌尿生殖系统萎缩对更年期及以后女性的生活质量具有很大关联，但是公众对此的知晓率却非常低。由北美绝经学会 (The North American Menopause Society，NAMS) 组织的一项对 1858 名绝经后女性泌尿生殖萎缩的调查发现，81% 的受试女性不知道泌尿生殖系统萎缩是一个医学问题，超过 2/3 的受试者不熟悉这个问题或者仅对治疗这个疾病的药物熟悉。美国南加州大学性健康与生存医学中心教授、本次调查研究的主要作者 Michael Krychman 博士表示，对于现有的可以有效治疗泌尿生殖系统萎缩的方法，女性的认识还处于较初级阶段，而且她们中的大多数也没有被告知其对健康的危害性及应采取的治疗措施。

18. 更年期与大脑

记忆力下降是人在逐渐衰老过程中的一个正常现象。但是，对于女性来讲，更年期是大脑认知功能降低的一个分水岭，其中雌激素、孕酮、雄激素都起到了关键作用。

认知功能 (cognitive function) 包括感觉、知觉、思维、注意力、逻辑推理能力、记忆力、智力、定向、自知力等。大家可能都有一个感觉，那就是随着年龄增加，记忆力逐渐减退，尤其是近期记忆力 (总爱忘记刚发生过的事情，对以前陈谷子烂芝麻的事情却记忆犹新)；集中精力干一件事情的能力下降，年轻时可以看书很长时间，现在根本就看不进去或者看一会儿书就开小差；虽然每天看手机的时间比较久，但是却频繁地更换内容。

随着年龄增长，神经细胞数目不断减少。40 ~ 70 岁约减少 20%，70 岁以上减少约 30%，老年痴呆症患者减少 30% ~ 70%。有关统计数据表明，女性在 50 岁以后即出现脑重量减轻，而男性则要在 60 ~ 70 岁才会出现。绝经后女性老年痴呆症 (阿尔茨海默病，AD) 的发病率是男性的 2 倍。

在年轻与中年女性中，大脑功能受到卵巢功能变化的调节，卵巢分泌的性激素急剧减少会增加神经细胞的死亡，卵巢功能急剧抑制与负责记忆力的大脑功能区域活性下降有关。在更年期早期使用天然激素，可以降低老年痴呆症 (阿尔茨海默病，AD) 的患病风险。

卵巢分泌的雌激素不仅可以增加脑血流量，还可以减少血管意外风险。同时雌激素具有抗氧化作用，从而减少神经细胞的损伤、促进神经细胞的修复、增加神经递质的合成与运输。

大脑中也广泛分布着孕酮的特殊受体，提示孕酮与大脑功能具有密切联系。孕酮保护大脑的机制包括：营养神经细胞、减少神经细胞凋亡、抗氧化与抗自由基、调节神经递质等。研究证明，天然雌激素与孕酮联合应用比单独应用天然雌激素的更年期女性更少发生遗忘现象。

影响中年人记忆力的因素除了激素变化外，还包括：

- 工作及生活压力。
- 疲劳。
- 抑郁。
- 睡眠障碍。
- 潮热、出汗。
- 药物影响。
- 疾病(如甲状腺疾病)。

对于大多数女性朋友来说，下面这些方法的组合可以帮助重建你的内部生理活力并保持到年老的时候。

• 膳食平衡。每天食用包含蛋白质，碳水化合物如全谷物，食物纤维及Omeg-3脂肪酸的三餐和两次小点心，充足的饮水和平衡的维生素如色泽丰富的蔬菜水果的摄入是你的最佳选择。另外，要确保你服用的营养补充剂不含水银等重金属，同时营养补充剂中还要包括B族维生素及抗氧化剂如维生素C、维生素E。

• 净化你的身体系统。了解你对哪些食物有潜在过敏并把它们从你的饮食清单中清除，这会让你的头脑更清晰。如果你在思维模糊的同时还有头疼或关节疼痛，很有可能你对谷物蛋白过敏。限制酒精摄入，控制安眠药、止痛药的使用。试着做几周缓和的排毒疗程，让你的身体远离环境毒素、过敏原，这会让你的免疫系统得到修整，并把大脑不清晰降到最低程度。

• 养成放松自己及规律睡眠的好习惯。应该在这上面花费三分之一的时间，没有任何东西可以替代睡眠及冥想对你神经系统的修复作用，它对逆转疲劳及压力对大脑带来的恶性循环是非常必要的。

• 坚持每日运动。让身体动起来会帮助你集中精力。当锻炼的时候，心跳加快及呼吸变深，会给大脑带去更多的氧气让思维敏捷。当你发现自己困乏及迟钝时，停下工作到楼下快走一段时间，如果发现运动后你变得头脑清晰，有可能是嗜睡而不是疲劳在影响你的思维，这时应该考虑增加体力运动来为你的大脑补充能量。另外运动还能降低皮质醇水平来缓解压力。

• 重建内分泌平衡。避免食用含单一碳水化合物、精制糖、深加工食品，会让你的胰岛素维持在良好水平。试着用缓和的天然激素支持来维持身体雌激素、孕酮、睾酮的平衡，这会让你的大脑神经递质传导保持在正常状态。

• 通过时间管理来降低压力水平。坐下来制定一个全面的任务表，看看哪些是必须要做的，哪些是想要去做的。不要小看日积月累的工作，有可能某个对你关键的事情会成为“压倒骆驼的最后一根稻草”。根据你的日程时间表，把必须要做的事情平均分配到一周的每一天。把想要做的事情分配到接下来六个月的前几天。这个计划一定要切合实际，因为有些人只能在他的日常安排中多增加一项到两个额外工作。如果有些事情可以不必要去做，那就不做，因为它们不是睡觉及运动。

• 开拓大脑。拼字游戏、九宫格、头脑急转弯、逻辑游戏或者学习新技能(如学习一门外语、乐器)是对大脑很好的锻炼。30岁以后我们产生新神经细胞的能力已经微乎其微了，但是这些创造性思维的锻炼却可以提高我们现有神经细胞的效率及敏感性，甚至还有研究指出这些锻炼可以让损伤的神经细胞康复。试着进行一些简单的记忆训练(如回忆小学老师的姓名)，不要让电脑代替你进行思维。当你在改善营养平衡状态及增加身体耐力时，不要忘记向大脑能力进行挑战。你的大脑就像你的肌肉一样，不用则废！

在采取医疗措施之前，你应该花时间审视一下自己的饮食及生活习惯，有没有什么事情可以让你给自己更多支持。答案一定是肯定的。

不管女性有没有临床症状，大脑状态的好坏是我们如何对待自己身体的一种折射。

19．更年期与甲状腺健康

李姐最近一年的身体都不太好，自从 47 岁她的月经周期紊乱开始，自我感觉身体的各方面都不如原来。原来一直每天一次正常的大便，现在经常 3 天才有一次，吃的方面稍微不注意就容易便秘。洗澡时她发现头发掉得比较严重，脱落的头发经常堵塞下水道。原来一头茂密的乌发也开始变得稀疏、出现白头发。每天什么事情都不干也感觉非常疲劳，即使休息后也不能缓解，同时还伴有肩关节疼痛、颈椎不适。体重在半年内增长了 3 公斤，节食后也不能降低。平时比较细嫩的皮肤因为干燥变得粗糙、脱皮，头皮屑增多。

李姐听姐妹说，月经乱了就已经是更年期了，这些症状都与更年期有关。李姐想，既然每个女人早晚都有更年期，我现在出现的这些身体情况像是她们描述的更年期症状，不需要管它，慢慢扛扛就过去了。但是直到一年半后李姐绝经，这些症状也没有缓解，还出现了眼睑及下肢水肿，体重增加；从来不怕冷的她，现在晚上睡觉都要用热水袋才能让双脚保持温暖，后半夜醒来时手脚都是冰凉的；还变得容易感冒，只要天气一变，她就会出现流鼻涕、咳嗽等症状。

医生建议她查一下甲状腺功能，结果发现她有亚临床甲状腺功能减退。她这才知道部分身体不适的病因与此有关。

人类的甲状腺位于颈部中间，气管两旁，形似蝴蝶，犹如盾甲，故以此命名。甲状腺是人体最大的内分泌腺体，控制使用能量的速度、制造蛋白质、调节身体对其他激素的敏感性。甲状腺依靠制造甲状腺素来调整这些反应。

甲状腺作为身体调节代谢的重要内分泌器官，就像是供暖的锅炉，可以调节我们代谢水平的高低。甲状腺功能低下，代谢速率就会减慢，发生在儿童，会让少儿变得不聪明，医学上称呆小症，不长个，头脑反应很慢。如果发生在成年人，记忆力就会明显下降，脑袋瓜也不那么灵光，例如经常丢三落四。甲状腺功能低下，还会使器官的活动能力下降，例如心跳变慢，肠道蠕动功能下降导致便秘，基础代谢率降低使体重增加，怕冷，身体水肿，血脂及血糖升高。

而甲状腺功能亢进，就像锅炉烧得太热，人会不停出汗。在冬天，常人觉得很冷，患者可能还感觉很热，浑身冒汗，很兴奋，脾气也不好，大便次数增多，吃得多，但是体重还下降。

从上面的描述可以看出，甲状腺功能异常的临床表现与更年期症状非常相似，所以容易引起混淆及误诊。甲状腺与卵巢的联系比较密切。临床上很多不孕女性通过纠正甲状腺功能异常后可以正常受孕。早在 1840 年，国外就有科学家研究甲状腺功能失常与月经不调的关系，随着研究的不断进展，发现：

• 月经失调或不育患者中甲状腺功能异常发生率为 13.4%，且甲状腺功能异常导致月经失调比例是正常女性的 1.49 倍。

• 甲状腺功能亢进患者月经失调比例为正常女性的 2.31 倍，甲状腺功能减退患者月经失调比例为正常女性的 3.31 倍。

• 甲状腺功能异常 (亢进或减退) 可能会导致月经失调，且甲状腺功能亢进者月经失调多为月经稀发或过少，甲状腺功能减退者月经失调多为月经稀发、功能性子宫出血等。

甲状腺功能减退还可在脑垂体水平上引起血清泌乳素增高，从而在某些女性中会出现非哺乳期泌乳现象。甲状腺功能减退还会使皮肤汗腺、毛囊及皮脂腺功能下降，诱发皮肤干燥、脱发等表现。

据调查显示，全球有 3 亿以上人患有甲状腺疾病，其中女性患者是男性的 8 倍，40 岁以上女性患病率达 10% 以上。

女性在一生中某些特定时期更容易得甲状腺疾病，比如青春期、怀孕期间、分娩后的 6 个月内以及更年期、绝经期。众所周知，女性更年期身体各个系统的生理指标均开始下降，甲状腺也不例外。人到更年期，甲状腺在组织形态及功能上都有一定的改变，因此也会出现功能的异常。随着年龄的增加，甲状腺在一定程度上出现萎缩及纤维化，重量有所减轻，甲状腺激素的合成速度也会减慢。

研究发现，人的年龄每增加 10 岁，基础代谢率会下降约 3%，进入更年期后下降速度加快。因此，更年期出现甲状腺功能减退问题的女性并不少见。根据美国临床内分泌协会提供的资料，数百万女性有类似更年期的症状，其中甚至包括服用雌激素治疗的女性。而事实上，她们的症状可能是未经诊断的甲状腺疾病导致的，并不都是更年期惹的祸。

此外，一小部分女性在更年期也可能出现甲亢，怕热、心慌、出汗、性情急躁。这些甲亢的症状与更年期的表现十分相似，但甲亢患者常常还会有食欲亢进、消瘦等症状，并伴随出现颈部增粗和突眼，因此容易使人想到甲亢的可能。

女性进入更年期，除了甲状腺功能易出现异常外，甲状腺出现多个结节(结节性甲状腺肿)的发生率也会增高。这里的“肿”指的是肿物、肿块，而不一定是肿瘤。随着超声检查在各体检中心和医院的广泛应用，很多更年期女性会为自己新添了甲状腺结节这个病感到闹心。但事实上，一般人群中甲状腺结节的患病率高达20% ~ 70%，因此该病非常常见。

处在更年期的女性因为雌激素水平的变化，会出现疲乏无力、意志消沉、心情起伏、怕冷、月经紊乱等症状，通常被认为与更年期有关。上述症状与甲减的症状非常相似，而心慌、怕热、性情急躁和月经不调等症状在甲亢和更年期时都可能出现。如果您是更年期女性，而且有更年期的症状，经治疗后这些症状没有好转，那就需要警惕可能患有甲状腺疾病。

更年期是女人的多事之秋，更年期女性出现更年期系列症状时，既要考虑是由更年期综合征引起，也要考虑是否甲状腺出现问题，及时进行相关方面的检查，以免漏诊而延误病情。

鉴于甲状腺功能减退在女性中的发生率远高于甲状腺功能亢进，笔者在此总结了一些可以改善甲状腺功能的营养补充剂及天然植物，供女性朋友参考。

维生素与矿物质对维护甲状腺功能起着不可替代的作用。与此同时，有不少天然植物也可以激发甲状腺功能。另外由于甲状腺健康与炎症发生有着密切联系，因此具有抗炎作用的植物可以帮助甲状腺进行修复。

• B族维生素

维生素 B_{12} 存在于身体中的每个细胞。细胞的代谢及能量产生需要维生

素 B_{12} 的参与。显而易见，缺少维生素 B_{12}，甲状腺就不能很好地工作。维生素 B_{12} 缺乏在甲状腺功能减退中非常多见，而缺乏维生素 B_{12} 也可以加重甲状腺功能减退。即便是绝大多数人在饮食中可以获得足够的维生素 B_{12}，但还是有很多人会因为营养在血液中吸收不良出现缺乏。这又往回推到肠道健康的原因上，因为在消化系统功能不佳的情况下，人体不能很好地吸收营养成分。

另外，如果肝脏功能达不到正常标准，则会从根本上阻碍身体对维生素 B_{12} 的利用。除非是有经验的自然疗法专家推荐你使用小剂量的维生素 B_{12}，否则不要单独使用它。我们推荐维生素 B_{12} 与多种 B 族维生素一起使用。

• 维生素 D

最近的研究显示，甲状腺功能减退人群的维生素 D 水平明显低于正常人群。当维生素 D 缺乏时，甲状腺功能减退趋向于一起发生。其他疾病的情况几乎也是这样。并不是说维生素 D 缺乏是引起甲状腺功能减退的根本原因，而事实是身体在没有充足的维生素 D 的前提下不能进行完全修复。

• 维生素 A

我们都知道良好的视力需要维生素 A，但是身体的免疫系统、激素的合成、T3(甲状腺素的一种) 的产生也需要维生素 A 的参与。如果没有足够的维生素 A，甲状腺素水平会很快下降。

• 菠萝蛋白酶

菠萝蛋白酶是由菠萝汁、皮等提取的一种活性酶。菠萝蛋白酶可以帮助身体降低炎症反应。

• 南非醉茄

南非醉茄是一种具有多种有益作用的适应原性草药，作用包括显著改善肝脏功能、稳定肾上腺分泌的皮质醇水平，有利于帮助 T4 与 T3 的合成。

• 甘草

对于低皮质醇(肾上腺疲劳)的人群，甘草有益于他们的甲状腺与肾上腺。

• 灵芝

灵芝是非常好的硒元素来源，还有很多其他的保健作用，如激发人体的免疫系统。

• 五味子

五味子是另外一种可以改善甲状腺功能的适应原性草药。除此之外，还有很多其他健康益处。

• 硒

硒元素是 5′ 脱碘酶的主要协同因子。这个酶是让 T4 转化为 T3 的关键因子，可以让甲状腺素从无活性状态转变为有活性状态，并协助保持甲状腺素的正常平衡。如果在饮食中没有足够的硒，甲状腺就会出问题。

海鲜与肉类含硒比较丰富，另外有些素食也是不错的选择。这些素食包括巴西胡桃、香菇、斑豆、野鼠尾草籽、糙米、葵花籽、芝麻、亚麻籽、西兰花、卷心菜、菠菜等。

• 锌

锌元素的缺乏表现为抑制 T3 的产生，锌还可以通过调节免疫功能来降低甲状腺抗体的水平。另外，与硒元素一样，锌也可调节 5′ 脱碘酶的活动。

• 碘

碘缺乏会抑制机体的自然排毒能力，使癌细胞生长，并导致甲状腺功能减退。甲状腺通过吸收碘来替换积累的其他毒素。

对于桥本氏甲状腺炎及甲状腺功能亢进患者来说，避免摄入过多的碘同样十分重要。强烈建议通过全食物来源获得碘的补充。

甲状腺发挥正常功能离不开碘的帮助。通过加碘盐摄入有些时候是有问题的，尤其是对那些并不缺碘的人群来说。自然界中不缺乏富含碘的食物，如肉类、海鲜、酸奶、牛奶和鸡蛋，另外在素食中同样也有很好碘元素的来源。富含碘的素食包括红糖、海草、喜马拉雅粉红盐、海军豆(菜豆)、蔓越莓等。

如果肠道功能正常并保持健康的饮食，绝大部分人的甲状腺功能降低最终会痊愈，但是这需要一个相当长的时间，有时可能要很多个月。但是如果在天然甲状腺素(甲状腺素干粉)的帮助下，这个恢复过程会变得非常迅速，低甲状腺素症状几乎可以得到立即缓解。

再强调一遍，首先要修复患者的肠道，确保杀死肠道的致病菌(假丝酵母菌)并保持身体内部微生态系统的平衡。

20. 更年期与癌症

钟女士在49岁进入更年期后，最明显的身体变化就是体重增加，在一年的时间内增加了6公斤，还伴有疲劳、失眠等症状。这时的月经已经紊乱，经常一来就是半个多月，淋漓不尽，持续了大约一年半，给她的生活带来很大不便。

在钟女士不到51岁时，月经终于停止了。别人告诉她绝经后要把避孕环取出。取环之前顺便做了妇科B超检查，发现她的子宫内膜很厚，达到了15毫米。医生在给她取环的同时做了刮宫，刮下的子宫内膜送做病理检查。几天后病理报告出来了，提示子宫内膜癌。钟女士当时就感觉天塌下来了。不过幸运的是，随后的全面身体检查发现癌症只是局限性的，并没有发生其他部位转移。医生很快给她安排了手术，把子宫及附件全部切除，术后又进行了全身化疗。

钟女士身体恢复得非常快，上班后她的脾气并没有因为生病而变化，还是整天乐呵呵的，开始半年进行一次复查，后来医生让她一年复查一次，到目前手术后已经5年多了，身体状况一直非常良好。

癌症又称为恶性肿瘤，是细胞无限制繁殖的结果，可发生于任何年龄段，但是随着年龄的增长，癌症发病率逐渐增高。恶性肿瘤发病率在0～39岁组处于较低水平，40岁以后开始快速升高，80岁年龄组时达到高峰。恶性肿瘤死亡率在45岁以前处于较低水平，45岁年龄组开始快速升高，80岁年龄组左右达到高峰。所以，癌症也像心脑血管疾病、老年痴呆症、骨质疏松症等一样，是一种衰老性疾病。

正常细胞在各种致癌因素（如有害化学物质）作用下转变成癌细胞的过程是一个逐渐演变的过程，一般需要相当长的时间，平均为15～20年，有的可能长达数十年之久。也就是说，在接触致癌因素与癌症发生之间有一段很长的潜伏期，所以说癌症又是一种慢性疾病。

癌症及其他肿瘤的形成一般有一个过程，其形成物是一种不正常的新生组织亦称新生物，主要是由于局部组织的正常细胞生长失去控制而异常增生所致。正常细胞转变为肿瘤细胞后，即具有异常的形态、代谢及功能特征，并出现不同程度的分化成熟障碍与不同的生长方式。成熟差、分化低的肿瘤通常发生对邻近器官与组织的直接蔓延或种植性转移，也可经淋巴道、血液向远处转移。一般而言，可发生转移的肿瘤均属恶性肿瘤；肿瘤一旦发生广泛转移时，进行治疗的效果往往较差。

癌症作为现代疾病的头号杀手，因其高死亡率，令人“谈癌色变”。实际上，癌症不是一朝一夕形成的，正常细胞通常历经十年以上的诱导、刺激才可能转化成癌细胞。因此，大多癌症的潜伏期长达十年以上才会被发现。多数癌症具有潜伏期的学说，似可解释为何肿瘤多见于 40 岁以上的成年人中。当癌症尚处于潜伏期或早期阶段时，能否及早发现，仍是现代医学中的难题。

癌症发生的真正原因除了几种特定的类型外，绝大部分还是未知数。遗传、环境因素、免疫、压力、慢性炎症、化学毒素、重金属、基因突变都与癌症有千丝万缕的联系。可能癌症与以上因素都有关系，也可能仅与部分有关系。生活在同样环境下的孪生兄弟的情况也不尽相同。

癌症的发生绝不仅仅是几个基因突变的结果。现阶段科学界对癌症的认识还是九牛之一毛。目前市场上常见的基因检测、尿液检测，都号称可以预测癌症，在没有公认的明确科学标准的前提下，其实这更多的是一种市场推销行为罢了，科学依据并不强。

潮热出汗、烦躁易怒、失眠健忘、焦虑抑郁是女性更年期的常见症状，发生的原因是内分泌失调，导致机体缺乏激素而变得免疫功能低下，招致多种疾病上身，其中癌症更会在此时乘虚而入。因此，须在更年期重视防癌。

临床上，更年期是女性子宫内膜癌和卵巢癌的高发阶段。同在更年期易发病的癌症还有肺癌，发病年龄多在 50 岁左右；鼻咽癌好发于 40 至 50 岁；肝癌的平均发病年龄为 45 岁左右；胃癌好发于 40 至 60 岁；食管癌、大肠癌的发病率也是在更年期的组别中最高。

另外，还有些皮肤和黏膜的癌前疾病，如发生在口腔、外阴等部位的黏膜白斑，经久不愈的慢性溃疡、瘘管，易受摩擦部位如手掌、足底、颈项、腰部等处的色素痣等，也多在更年期这段时间发生癌变。

然而，更年期开始的年龄与癌症开始高发的年龄重合在一起，癌症在更年期易出没，并不是说两者之间有着必然的联系。许多癌症起初并不是癌，而是由一些慢性病发展而来。由于癌的早期症状极易与慢性病症状相混淆，因此更年期防癌最关键的是要治疗好或控制住慢性病，定期做好防癌医检及在出现可疑症状时，及时去医院检查治疗。

更年期癌症高发的原因包括：

• 更年期症状如潮热、失眠、脾气改变等影响免疫力。

• 更年期出现激素水平剧烈波动，造成内分泌失衡，从而引发相关癌症如子宫内膜癌、乳腺癌、卵巢癌等（本章节的案例就属于这种情况）。

• 更年期后，脂肪含量尤其是内脏脂肪增多，产生大量炎性因子，身体出现慢性炎症，诱发癌症。

• 更年期后，运动量减少，降低了机体免疫力。

• 更年期容易出现肠道菌群失调，肠道微生态系统平衡被打破，致使免疫力下降。

国际最著名的癌症医院、美国 MD 安德森肿瘤中心专家为更年期女性推荐了以下方法预防癌症。

• 定期锻炼

• 降低压力

• 充足睡眠

• 避免诱发潮热的物品，如咖啡、茶、酒精

• 戒烟

女性在更年期及绝经后如何做可以预防癌症风险？

就像可以让你保持身体健康的生活方式一样，运动、健康饮食、不吸烟及避免二手烟、保持健康的体重都可以帮助你预防癌症。

有关研究显示，更年期后体重增加会升高女性患乳腺癌的风险。与之相

反，如果更年期后体重下降则可降低这种风险。

21. 更年期与卵巢早衰

现代医学研究证明，女性健康的核心，在于卵巢功能的强弱。卵巢早衰、内分泌减少、内分泌紊乱是女性健康的无形杀手，是女性衰老和诱发女性56种疾病的重要原因。

卵巢是位于女性盆腔内的一对生殖腺。卵巢组织由皮质和髓质构成。皮质在外层，其中有数以万计的原始卵泡及致密结缔组织；髓质在中心，无卵泡，含疏松结缔组织及丰富的血管、神经、淋巴管等。

卵巢的生殖功能是产卵和排卵，内分泌功能是合成和分泌性激素。女性一生大约有200万个卵泡，有400 ~ 500个卵泡发育成熟并排卵。卵巢功能随着年龄的变化，卵泡数量明显减少。

有关研究发现，随着年龄增加，卵泡密度逐渐下降：35岁以上妇女卵泡密度明显降低，是35岁以下者卵泡密度的1/4；40岁以上妇女卵泡密度急剧降低。

随着工作、社会压力的不断增大，食品安全、环境污染问题的加重，卵巢早衰的发生率逐年提高。可以预见的是，随着年龄的增长，卵巢早衰患者的衰老速度会明显加快，各种老年性疾病也会慢慢光临她们，还有可能会因为性能力的不和谐而影响家庭幸福。

卵巢早衰(premature ovarian failure，POF)的本质在于卵泡萎缩或消失加快导致卵泡提前耗尽，卵巢储备功能下降。卵巢储备功能是指卵巢产生卵子数量和质量的潜能，间接反映卵巢的功能。

除了遗传、环境因素、压力、感染(细菌、结核、病毒)等原因可能导致卵巢早衰外，手术也是一个重要因素。手术切除双侧卵巢可以立即诱发更年期的来临，而且更年期的症状较正常人更加严重。即便是保留卵巢的单纯子宫切除手术、卵巢囊肿剥离手术，甚至是辅助生殖中的取卵术都有可能造成卵巢血液供应的障碍、损伤卵巢皮质，造成卵巢功能的提早衰竭。

早在 1942 年，就报道了国外科学家 Fuller Albright 在年轻女性中以绝经水平的卵泡刺激素 (FSH) 增高、低水平雌激素导致闭经为特点的症候群，并称之为原发性卵巢功能不全。后来随着认识的不断加深，对卵巢早衰的命名也发生了几次变化。目前国际学术上比较公认的名字是早发性卵巢功能不全 (premature ovarian insufficiency，POI)。

卵巢早衰可发生于不同年龄，青春期前发生，可造成原发闭经和性发育缺乏，在青春期或青春期后发生，则可出现继发闭经和不同程度的性发育表现。卵巢早衰的发病率占成年女性的 1% ~ 3%。原发闭经患者中发病率为 10% ~ 28%。

随着病因研究的深入和临床病例的积累，人们逐渐意识到卵巢功能衰竭是一组临床表现多样、病因复杂且进行性发展 (包括隐匿期、生化异常期和临床异常期“三阶段”) 的疾病。

卵巢早衰女性由于比较年轻，后期面临的健康、社会、家庭和谐问题也比正常绝经者严重得多，更应该引起医生的关注。

卵巢内分泌功能的好坏取决于卵巢内部有活性卵泡的数目 (卵巢储备功能)。在更年期与卵巢章节，笔者就已经列出了年龄与剩余卵泡数量的联系。生育期妇女的生物年龄是预测卵巢储备功能的一个独立指标，也是临床上应用最广泛、最方便、最简单的指标。人类的生育能力随着年龄的增长而逐渐下降，尤其是 35 岁以上的高龄妇女其生育能力下降更加明显，其原因在于卵巢储备功能的降低，卵巢储备功能降低可能发生卵巢反应性降低。研究发现，年龄与卵巢反应性密切相关，35 岁以后，卵泡的数量急剧下降，易出现卵子细胞核异常，其颗粒细胞的增殖率也下降，凋亡率同时升高，产生的激素水平也急剧下降。38 岁以后卵泡的闭锁明显加速，40 岁以上被公认为是卵巢低反应的主要因素。而对于卵巢早衰来讲，剩余卵泡数量会比同龄正常女性少很多，不仅影响年轻女性的生育能力，更会对整体健康带来不可估量的影响。

在不考虑年龄的前提下，提早发现卵巢早衰的方法是通过血液检测卵巢储备 (ovarian reserve) 功能状态及经阴道超声检测窦卵泡计数 (AFC)，以直接反映卵巢的功能。这两个指标是衡量女性生育潜能的重要指标。

• 基础 FSH(卵泡刺激素)

月经周期第 2 ~ 3 天的 FSH 值称为基础 FSH 值 (basal FSH，bFSH)。基础 FSH 水平升高提示卵巢储备功能下降。FSH 水平＜ 10 IU/L 为正常，可能为卵巢正常反应；FSH 为 10 ~ 15 IU/L，预示卵巢低反应；FSH ＞ 20 IU/L，为卵巢早衰隐匿期，预示着 1 年后可能闭经。基础 FSH 检查简单易行，但是单用基础 FSH 不能准确地预测卵巢低反应，除非用较高的阈值 (20 ~ 25 IU/L)。基础 FSH 水平升高对年轻健康和月经规律妇女的预测价值相当有限。小于 35 岁的年轻妇女基础 FSH 升高预示卵巢储备下降、卵巢反应性降低，而非卵子的质量问题。但是，也有数据表明，在一些妇女中即使是轻微的 FSH 值升高也预示着在 5 年内绝经即将来临。研究还表明，FSH 基础值变化较大的患者提示其卵巢储备能力低下。

• 基础 FSH/LH(卵泡刺激素与黄体素生成素比值)

月经周期第 2 ~ 3 天的 FSH/LH 值可以作为评估卵巢储备的指标。若 FSH/LH 值升高 2 ~ 3.6 及以上，即使基础 FSH 水平正常，但 LH 相对降低，也预示卵巢储备降低。生育年龄妇女的 FSH/LH 值升高是因为基础 FSH 提前升高而 LH 相对正常所致；部分妇女基础 FSH 值仍在正常范围内时，FSH/LH 值的升高主要是由基础 LH 水平降低所致。

FSH/LH 是反映卵巢年龄的标志，是卵巢年龄开始老化的预警指标。

基础 FSH/LH 值较基础 FSH、基础 E2 更能敏感地反映卵巢储备功能。若患者的基础 FSH、LH 和 E2 值正常，基础 FSH/LH 值升高，提示可能为卵巢功能减退。

• 基础雌二醇 (E2)

月经周期第 2 ~ 3 天的雌二醇值称为基础 E2 值。E2 是由卵巢细胞产生的，因此把 E2 作为反映卵巢储备功能的标志。基础 E2 水平升高提示卵巢储备功能下降。基础 E2 水平升高可能是基础 FSH 升高前卵巢储备功能降低的表现，前者升高早于后者的升高。若基础 FSH 正常、E2 升高者，是介于卵巢功能正常和衰竭之间的中间阶段，即卵巢衰竭隐匿期。这是因为卵巢功能降低时，FSH 逐渐升高。在一定程度上 FSH 刺激卵巢产生较多的 E2；E2 负反馈作用于垂体又使 FSH 分泌降低，出现了 FSH 正常而 E2 升高现象。随着年龄增长及卵巢功能衰竭，就会出现高 FSH、LH，低 E2 的绝经状态。

在对卵巢储备能力的评价中，将第三天的 E2 水平与年龄和基础 FSH 水平结合起来，能够更好地评价卵巢的储备能力。

• 基础窦卵泡数目 (AFC)

人类生育力和卵巢中的卵泡数有关，在 18 ~ 31 岁期间卵泡数最佳，31 ~ 37 岁卵泡数下降，37 ~ 45 岁卵泡数急剧下降，至 51 岁时卵泡数几乎等于零。在 25 ~ 45 岁有大量卵泡丧失，25 岁时每年卵泡减少率为 4% ~ 8%，而 37 岁时可上升至 12%。这就是著名的 Faddy 曲线。

AFC ≤ 5 个，为卵巢储备功能不良，卵巢反应低下。

• 抗苗勒氏管激素 (AMH)——用于卵巢储备功能检查，卵巢健康状态的判断。

抗苗勒氏管激素 (AMH) 在卵巢生长卵泡的颗粒细胞中表达，调控卵泡生长和发育。AMH 能够早期、客观、稳定、准确地评估女性的卵巢功能。AMH 检测可用于各年龄组女性，不同年龄段具有不同的检测意义：

• 未生育女性的卵巢储备功能评估：检测防止错过最佳生育时机。

• 30 周岁以上女性：早期判断卵巢是否衰老。

• 40 周岁以上女性：预测绝经年龄。

AMH 的正常值介于 2 ～ 6.8 ng/mL。

AMH<2 ng/mL 提示卵巢储备功能不良。

Gnoth 等的研究表明：AMH<1.26 ng/mL 对于卵巢储备功能低下的预测敏感度为 97%。

AMH<0.5 ng/mL 时，存在严重卵巢储备功能低下的可能性高达 88%。

AMH<0.086 ng/mL 可作为预测绝经的界值，AMH<0.023 ng/mL 可作为卵巢早衰的界值。

相对于其他指标，在一个月经周期内，AMH 值相对稳定，可在月经周期的任何一天进行检测，不受月经周期影响；可生成准确可靠的标准化结果来评估卵巢储备功能；就灵敏度而言，可更早反映卵巢储备功能改变。因此，AMH 是目前预测卵巢反应、评估卵巢刺激治疗效果的最理想生物学标志物。

预防卵巢早衰小贴士：

• 保证充足的睡眠：良好的睡眠是保证身体健康的必需品。坐的时间不能太久。

• 健体娱心：坚持锻炼、增强体质。强健的体魄能保持全身各器官、系统的功能健康与协调，自然地延缓卵巢功能的衰退。

• 避免辐射：因为现代女性经常在电脑面前聊天、看视频、工作，但是电脑的辐射会对生殖－卵巢－子宫轴产生影响。

• 保持乐观心情：卵巢早衰多是由于工作和生活压力大所造成的。所以，在生活和工作中一定要保持一个乐观向上的心态。这样才能身体健康，生活幸福。

22. 更年期与器官衰老

更年期是女性从具有生育能力的青壮年期开始向老年期过渡的阶段。从这个时期之后，由于身体内部激素的变化及自然衰老的影响，代谢率降低、排毒功能下降、新生细胞的数量开始小于自然凋亡细胞数，身体各器官的功能逐渐老化，并由此引发各种疾病发生。

由于更年期综合征是卵巢功能衰退导致的激素水平低下引发的，与更年期相关的器官衰老就与卵巢分泌的性激素变化有关。卵巢可以分泌三种主要性激素，即雌激素、孕酮、雄激素。而研究已经证实，体内大量组织、器官都包含以上性激素的受体，性激素变化自然会影响到这些器官的功能。

• 皮肤：

“回眸一笑百媚生，六宫粉黛无颜色。春寒赐浴华清池，温泉水滑洗凝脂。”这是唐朝诗人白居易描写杨贵妃美丽的诗句。他用了“凝脂”来形容杨贵妃的皮肤。

女性天生爱美的性格使她们每天在皮肤护理上花费了大量时间，哪怕是皮肤的一点点变化，都会引起女性的极大关注。有人戏称：皮肤就是女人的命！所以，讨论更年期相关的器官衰老，笔者就先从皮肤开始。

虽然往往引起人们的忽视，尤其是男人们的忽略，但皮肤却是人体面积最大的器官。一个成年人的皮肤展开面积在 2 平方米左右，重量约为人体重量的 1/20。最厚的皮肤在足底部，厚度达 4 毫米；眼皮上的皮肤最薄，只有不到 1 毫米。

皮肤覆盖在身体表面，起到体温控制、抵御外界侵害、排泄汗液、排泄毒素、感觉冷热、感觉压力等功能。皮肤由表皮、真皮和皮下组织构成，并含有附属器官(汗腺、皮脂腺、指甲、趾甲)以及血管、淋巴管、神经和肌肉等。

真皮层是人体的储水库之一，含水量若低于正常范围时，皮肤会呈现干燥、起皱纹等缺水状态。真皮层含有丰富的胶原纤维、弹性纤维及血管、淋巴管、神经、腺体、皮脂腺、汗腺、毛囊等。它们使皮肤具有良好的柔韧性和弹性，也是营养物质代谢的交换场所。真皮组织的厚薄与其纤维组织和基质的多少关系密切，并与皮肤的致密性、饱满度、松弛和起皱现象密切相关，近年来受到越来越多的美容皮肤科学家的关注。由此可见，真皮层决定皮肤的衰老程度。

真皮内包含丰富的纤维组织网，用来支撑真皮的结构及锁住水分。这些纤维包括：

（1）胶原纤维：由胶原蛋白构成，为真皮的主要成分，约占 95%，集合组成束状。在乳头层纤维束较细，排列紧密，走行方向不一，亦不互相交织。

（2）弹力纤维：由弹力蛋白构成，在网状层下部较多，多盘绕在胶原纤维束下及皮肤附属器官周围。除赋予皮肤弹性外，也构成皮肤及其附属器的支架。

（3）网状纤维：被认为是未成熟的胶原纤维，环绕于皮肤附属器及血管周围。在网状层，纤维束较粗，排列较疏松，交织成网状，与皮肤表面平行者较多。由于纤维束呈螺旋状，故有一定伸缩性。

真皮层的胶原蛋白会随着老化而减少。相关的研究结果显示，胶原蛋白在体内的含量变化如下：从出生到20岁的期间会逐渐增加，20岁到50岁之间则保持不变，50岁以后则逐渐减少，到了70岁则保持在最小含量。研究人员还发现，60岁以上老人的真皮层厚度平均较年轻时降低25% ~ 30%，主要是因为胶原蛋白含量减少的缘故，而女性的变化比男性更为明显。

皮肤是雌激素最大的靶器官。雌激素水平与胶原蛋白、弹性蛋白的形成有直接关系。更年期开始后，由于卵巢功能衰竭导致雌激素水平低下，可使皮肤的胶原蛋白含量减少、弹性纤维变细、毛细血管血流速度下降，使营养供应不足，与年轻时相比，皮肤变薄、弹性及光泽度下降、出现皱纹，特别是暴露处如面、颈、手等部位，口周围与两眼外角的皱纹更为明显。手背皮肤变薄，使皮下静脉清楚可见。

另外，更年期皮肤的水分也比年轻人减少。如青年时体液为人体总重量的60%，而到老年时只有40%。因而更年期及老年期皮肤易干燥。皮肤原有的两三亿小汗腺到更年期后也逐渐萎缩，分泌减少，也影响到皮肤的湿度。皮脂腺的分泌趋向减少，也使皮肤失去滋润。更重要的是，随着更年期后年龄的增长，皮肤血管收缩，对皮肤各种营养物质的供应均不如青年人充盈通畅。皮肤色素细胞代谢、神经内分泌、免疫功能都随着年龄的增长而出现衰退。研究数据显示，在绝经后的前5年内，皮肤胶原蛋白流失30%。这就是女性绝经后衰老得特别快的根本原因。

• 乳房：

众所周知，乳房是女性所具有的特征。对女性来说，乳房有着不可替代的作用。每个女性都梦想有一对傲人的双峰。它们是女性美丽动人的象征。

青春期伊始，在雌激素的驱动下，乳房在各性器官中最先发育。女性的乳房发育大小及丰满情况常取决于雌激素的水平。进入更年期后，雌激素水平下降，导致乳房萎缩，使乳房下垂，乳头向下，影响女性美。更有甚者，有些女性在进入更年期后不久，乳房的脂肪组织就开始明显消失，几年后仅剩余一副皮囊。

• 外生殖器及阴道：

年轻女性的外生殖器饱满，呈馒头状。外阴各腺体分泌旺盛，耻骨脂肪垫丰厚。阴道壁皱褶肥厚、阴道弹性良好，在阴道杆菌的作用下，阴道维持在 pH 4.0 ~ 4.5 的酸性环境中，不容易发生感染。

进入更年期后，失去了雌激素的滋润，在绝经后 4 ~ 5 年时间内，外阴逐渐萎缩、干瘪，严重者甚至大小阴唇萎缩、消失，外阴皮肤干燥、皲裂(容易被误诊为湿疹)，阴毛脱落，耻骨脂肪垫消失。阴道壁变薄、黏膜苍白有出血点，阴道长度缩短，阴道上皮细胞糖原含量降低导致阴道杆菌减少，阴道 pH 值上升，容易引起萎缩性阴道炎。

• 盆底：

盆腔肌肉、筋膜、韧带等结缔组织中含有丰富的雌激素受体。在雌激素的作用下，上述器官、组织保持正常的韧性及弹性，维持盆底功能的健康。

在日常生活中，经常有女性会有这样的尴尬经历，比如在咳嗽、喷嚏、大笑或者提重物时，会不由自主出现漏尿也就是尿失禁的情况。这时候如果处在公众场合，不可避免地会尴尬。所以，很多女性要带上护垫才敢出门。还有的女性担心有气味，不敢与亲友、同事进行正常社交活动。也有女性会发现阴道壁外翻，甚至有肿物脱出于阴道口外。还有一些女性觉得自己有很好的卫生习惯，却经常发生阴道炎、尿道炎。更有一些女性为阴道松弛、性生活质量下降而烦恼。以上表现被称为盆底功能障碍性疾病。

虽然盆底功能障碍可见于各年龄段的女性，但是更年期因雌激素水平下降等原因，子宫、阴道、黏膜等器官组织也会随之萎缩，导致盆底功能障碍发生率远高于其他年龄组女性，是严重影响女性生活质量的原因之一。

• 泌尿系统：

泌尿系统由肾、输尿管、膀胱、尿道组成。肾脏最基本的功能单位是肾单位，每侧肾大约有 100 万个肾单位。每个肾单位包括肾小体和肾小管两部分。肾小体是由肾小球(为一毛细血管团)和肾小囊组成。肾小球有滤过作用，血液流经肾小球，经滤过作用后，生成原尿。成人每分钟平均形成原尿约为 125 mL，即全天肾小球总滤过量可达 180 L(每天生成原尿 150 ~ 200 L)。但是，肾小管有选择性的重吸收功能：原尿内的葡萄糖、无机盐、蛋白质及大部分的水都被肾小管上皮细胞重吸收到血液中去，参与身体的新陈代谢，而把废物、部分水和盐类排出到肾盂，这就是终尿。每人每天排出终尿 1 ~ 2 L，实际上大约有 99% 的原尿被吸收回去。终尿的成分大多是人体需要清除出体外的物质，即尿液从肾盂经输尿管、膀胱及尿道排出体外。

更年期后，泌尿系统所属的肾、输尿管、膀胱、尿道也发生一系列的改变。卵巢功能健全的妇女，卵巢所分泌的激素可防止动脉硬化的形成。当卵巢功能衰退以后，肾小球动脉发生动脉硬化，因而使肾血流量减少，甚至可减少 47% ~ 73%。据研究，40 岁以上的妇女，肾小球的滤过率每年平均下降 10% 左右。肾小管也可受动脉硬化的影响。随着年龄的增长，肾脏清除废物和重吸收的功能有所降低，尿内有时可见到微量蛋白，有时出现糖尿和尿比重偏低等现象。由于出现以上的变化，肾脏的储备力变差 (即肾脏在正常情况下，肾单位是一部分在工作，一部分在休息。休息的这部分肾单位就是肾脏的储备力，如一旦发生病理情况时，即可全部动员起来工作)。绝经后，尤其进入老年期后，肾脏储备能力明显下降。

另外，雌激素对维护膀胱及尿道黏膜也很重要。雌激素严重缺少，可引起萎缩性膀胱炎。雌激素缺乏可引起泌尿生殖器营养障碍，也可发生萎缩性尿道炎。

女性绝经后，膀胱肌层也逐渐变薄、萎缩，纤维组织增生。膀胱出口部的腺体也可发生改变，如腺体增生、纤维组织增生变厚，因而也影响排尿，如尿频、尿急、夜尿增多、排尿困难、压力性尿失禁等现象，称之为尿道综合征。以上表现尤其当绝经后期更为常见。

尿道压力之所以下降，是由于尿道壁的纤维弹力组织和肌组织张力丧失以及黏膜血管壁增厚所致。咳嗽时，由于尿道括约肌功能无力，可致尿液溢出。用雌激素治疗后，之所以能增加最大的尿道压力，可能是由于雌激素作用于尿道黏膜、平滑肌、弹力组织及黏膜血管等部位，以及增强腹腔内压力传导到尿道的作用。有研究者观察到，向绝经后患者阴道内注入雌激素，可以改善尿道综合征和压力性尿失禁等症状。

有的患者绝经后，由于阴道萎缩向内回缩，同时把尿道口向内牵拉，因此容易引起尿道炎、尿道口肉阜及膀胱炎，发生小便困难、尿道口压痛。用雌激素治疗可以使尿道口肉阜慢慢消失。

• 子宫：

众所皆知，女性之所以可以孕育生命，是因为她们拥有子宫这个至关重要的生殖器官。子宫除了具有月经、生育以及参与内分泌等作用以外，还可以起到一定的保护功能，让女性朋友的身体避免细菌的感染，维持身体的内分泌平衡，以及具有保护卵巢的作用。子宫位于骨盆腔的中央，在膀胱与直肠之间，子宫的功能包括：

（1）月经功能。每月一次的月经来潮是女性健康的标志，同时也是女性新陈代谢的重要组成部分，具有促进女性造血系统的更新、排除体内毒素等作用。

（2）生育功能。生育功能是完成人类繁殖、延续的重要功能，是一个女性走向成熟的标志。

（3）内分泌功能。传统观点认为，子宫作为“下丘脑 -(腺)垂体 - 卵巢轴”最主要的效应器官，仅有月经发生和胚胎发育的作用。但是，随着生殖内分泌学的飞速发展，现有许多体内外实验表明，子宫不仅是一个受激素作用的靶器官，同时也是一个功能复杂的内分泌器官。最新的研究发现，子宫除为双侧卵巢提供 50% ~ 70% 的血供，维持卵巢的功能外，本身还分泌许多自体激素，如前列腺素、泌乳素、胰岛素生长因子、松弛素、上皮生长因子、内皮素、细胞因子及酶等，参与女性的内分泌功能，起着不可替代的作用。

（4）免疫功能。子宫作为全身免疫功能环的其中一个环节，在维持全身免疫功能方面起着一定的作用。

研究发现，切除子宫的女性要比正常的同龄女性卵巢衰竭早近4年。也就是说，子宫被切除越早，卵巢衰竭出现的时间就会越早，而且出现重度更年期症状的患者会增加34%。换句话说，切除子宫会提前进入老年期，老年病也会提前出现并且更严重，所以保护好子宫健康是女性朋友不容忽视的健康问题。

更年期来临后，雌、孕激素对子宫的周期性刺激消失，子宫逐渐萎缩到幼稚状态，对身体的各种保护功能丧失。但是，如果在绝经之后通过补充天然激素，子宫还可以继续发育。新闻上报道的60岁女性还能在医生的帮助下生育，一个必要条件就是首先让子宫重新恢复功能，以使受精卵有一个肥沃的种植土壤。

- 骨骼：请参考更年期与骨骼健康章节。
- 大脑：请参考更年期与大脑章节。
- 心血管：请参考更年期与心血管健康章节。
- 甲状腺：请参考更年期与甲状腺健康章节。
- 胰腺：请参考更年期与糖尿病章节。
- 肠道：

从20世纪70年代开始，科学家们就发现，构成肠道微生物组的肠道细菌会影响女性机体雌激素的功能。雌激素是女性机体最原始的性激素。肠道细菌会决定雌激素产生后是存留在机体内还是会随着尿液和粪便而排出体外。此前研究显示，循环在机体中的雌激素和其代谢产物的水平与女性绝经后患乳腺癌的风险直接相关。

研究者James Goedert表示，相比肠道菌群多样性较低的女性来讲，那些机体肠道菌群多样化的女性，其机体中的雌激素的代谢产物存留的水平往往较高。这就暗示了含有较高水平雌激素的女性患乳腺癌的风险会降低。

随着更年期年龄的增长，尤其是在绝经后，不仅生殖系统发生功能衰退，消化器官也逐渐发生退行性变，因而消化和吸收功能也逐渐减弱，机械消化能力差，食糜在肠内停留的时间较长，容易被细菌发酵，从而在结肠内产生较多的气体。

胃肠道黏膜变薄，腺体和小肠绒毛逐渐萎缩、功能逐渐减退。50 岁以后，消化液分泌减少。如唾液淀粉酶、胃酸、胃蛋白酶、胰脂肪酶及淀粉酶等消化食物的能力下降，加之肠蠕动差，影响消化酶与食物混合，使消化酶的作用下降，因而发生消化不良。同时，由于肠道肌肉逐渐萎缩，肠蠕动减慢，所以容易发生便秘。

有关研究显示，女性绝经后患结肠癌的风险比绝经前高。在进行雌激素补充治疗后，可以降低绝经后妇女患结肠癌风险的 40%。由此可见，雌激素对肠道的保护作用。

• 胸腺：

胸腺既是一个免疫器官，又是一个内分泌器官。刚刚出生的婴儿胸腺重量为 10 ~ 15 g；14 ~ 15 岁时，胸腺结实而肥大，其重量为 25 ~ 35 g；到青春期，胸腺开始萎缩，但仍然能保持胸腺素的分泌能力。到了 45 岁，胸腺明显萎缩，70 岁时几乎完全为脂肪组织所取代。

胸腺是人体重要的中枢淋巴器官，是免疫细胞 (T 细胞) 分化演变的场所。所以，胸腺衰退必然会影响 T 细胞的生成及功能。

胸腺分泌的胸腺素起着抗老防衰、恢复机能的作用。人到更年期，胸腺萎缩，分泌的胸腺素已微乎其微，机体细胞的免疫功能下降。中年以后，循环中的淋巴细胞数目逐渐减少，60 岁时约为中年的 70%，其中主要是 T 细胞的减少。胸腺随着增龄而萎缩和退化，是机体免疫功能降低的重要原因之一。

• 眼睛：

很早以前就有研究发现，绝经后妇女干眼症的发病率明显升高，因而推测干眼症的发生可能与雌激素水平的降低有关。而给绝经女性补充激素后，干眼症的症状可以得到明显减轻。动物实验及临床研究显示，不仅干眼症与雌激素有关，还与雄激素、催乳素等激素有关。

青光眼是指眼内的压力出现间断或者不断地升高而带来的一种眼睛疾病。不断的眼内高压会给眼球带来严重的损害，不及时治疗会失明。容易出现青光眼的人群除老人、小孩子外，还有正处在更年期的女人，所以应该及时做好预防工作。

女性雌激素具有保护视神经的功能，一旦进入更年期，体内激素水平改变，雌激素分泌减小，可能造成青光眼发病率增加。女性在更年期时身体正处在内分泌紊乱、血管功能失调的时期，而人眼睛内压力的稳定多是靠血管支持。如果人体的血管功能失常，那么就会引起眼睛内压力变得不稳定，眼内压就有可能升高。一旦眼睛内的压力经常处在一种升高的状态，会对眼睛的各个组织产生损害，就会引起青光眼。

青光眼是失明的第一大主因。女性进入更年期，身心面临极大变化，对自己的身体应多加关注。同时，别忽视眼睛定期检查。若有相关症状或怀疑，应进行眼底检查，了解眼压是否有异常。

• 口腔：

女性从36岁之后，骨骼中的钙质开始逐渐丢失。绝经前妇女骨骼中的钙质每年以1%的速度递减。绝经后，尤其是绝经后前5年，骨骼中的钙质丢失达到10%左右。骨骼中钙质丢失的直接后果是骨质疏松，骨组织萎缩。牙齿是生长在上下颌骨中的，牙齿周围的骨骼称为牙槽骨。女性更年期前后，随着骨骼中钙质的丢失，牙槽骨出现疏松和萎缩。其结果就是牙齿周围骨质萎缩，其表面的牙龈也出现萎缩，牙根逐渐暴露出来。牙齿遇到冷热酸甜就会感到疼痛。暴露的牙根还容易发生龋齿，所以在更年期前后，妇女特别容易发生口腔牙病。

更年期妇女的唾液分泌减少，口腔自洁作用减弱，还容易发生口腔黏膜疾病，如口腔黏膜干燥、复发性黏膜溃疡、口腔扁平苔藓等。另外，更年期妇女的内分泌存在障碍，也容易引起口腔黏膜感觉异常，出现后舌黏膜烧灼感，或出现牙龈炎症加重等症状。

处于更年期前后的妇女，要特别注意保持口腔卫生。每天坚持早晚刷牙，睡觉前和早晨醒后进行“叩齿”锻炼并按摩牙龈。同时，购买一些实用的口腔日用护理品，可以减缓牙槽骨的吸收，甚至能促进牙槽骨的再生，防止牙龈萎缩。

女性45岁以后，每年应做一次牙齿口腔健康检查，从而使妇女进入老年期也能保持牙齿稳固，让健康的牙齿为自己服务终生。

• 耳鼻喉：

很多进入更年期的女性朋友们反映，以前自己从来不打呼噜，但是不知道什么原因现在开始打呼噜了。这是不是更年期的症状呢？

女性进入更年期后，卵巢功能衰退导致雌激素水平下降，打呼噜(睡眠呼吸暂停综合征，OSAS)的发病率明显升高。原因包括更年期后身体脂肪增多尤其是颈部脂肪增多，压迫气道，年龄增大同样是打呼噜的主要因素。随着年龄的增加，神经反应性降低，肌肉的紧张度降低，因此在气道这个没有骨性支撑只有软组织的管道里，肌肉松弛就容易使气道狭窄塌陷，出现打呼噜/睡眠呼吸暂停。而更年期各种激素水平的下降，是造成肌肉松弛的原因之一。

“打呼噜不是病”的说法非常可怕，因为打呼噜/睡眠呼吸暂停综合征的危害非常严重，被称为是一种潜在致死性疾病。

睡眠呼吸暂停综合征(OSAS)最初的表现就是夜间睡眠被反复打断，白天疲劳嗜睡，嗜睡的程度因人而异。严重的患者嗜睡到什么程度呢？白天无法集中精力工作，不知不觉就打盹睡着了；不能从事需要集中精力的工作，比如开车、高空作业等。

长期睡眠呼吸暂停，夜间休息不好，会影响大脑的运转，出现记忆力下降、注意力无法集中等表现，而这些说明你可能提前衰老了。

现已证实，睡眠呼吸暂停是高血压的独立危险因素。什么是独立危险因素？就是一个健健康康的人，身体没有任何问题，只因为睡眠呼吸暂停就能引起高血压病。而且这种高血压和普通高血压不同：普通的高血压在休息一夜后早晨起来血压最低，而劳累一天后血压最高；睡眠呼吸暂停的高血压是夜间血压低，但由于夜间缺氧、呼吸暂停、睡眠隔断等导致早晨起来血压最高。这种高血压吃降压药是治标不治本，即使服用药物也可能血压控制效果不佳。

最新的研究证实，睡眠呼吸暂停也是糖尿病的独立危险因素。夜间缺氧会导致人体糖代谢紊乱，影响胰岛素对血糖的调控，导致糖耐量异常，最终导致糖尿病。

睡眠呼吸暂停不仅影响糖代谢，也影响脂肪代谢。调查发现睡眠呼吸暂停患者经常都伴有高血脂、脂肪肝等，血脂高会增加动脉粥样硬化的风险。而且，肥胖会让睡眠呼吸暂停更加严重，反过来睡眠呼吸暂停也会导致更加肥胖，形成恶性循环。这种肥胖趋向于中心性肥胖，也就是内脏肥胖，进而增加了机体的负荷，进一步导致缺氧损伤。睡眠呼吸暂停因此也被视为代谢综合征的一种表现。

睡眠呼吸暂停的缺氧不是普通的高海拔缺氧，而是一会缺氧一会复氧，类似于缺血再灌注的损伤。也就是说，患者晚上一会儿在青藏高原，一会儿在平原。体内会产生很多自由基。这些自由基对人体造成氧化应激损伤，会产生过多的自由基。通俗地讲，我们的身体被过度氧化，因此会提前衰老。

睡眠呼吸暂停还会引起血液黏稠度增加。血液更黏稠就意味着血栓形成的风险增加，意味着心肌梗死的风险增加。

如果生活中更年期女性朋友打呼噜的情况比较严重，那么应该去医院进行一下检查，看自己身体是否存在其他疾病，以做到及时发现，及早治疗。通过增加运动、调整饮食等方式降低体重，同时适当地改变睡眠习惯，例如，侧卧位能缓解打呼噜的症状。

第二节　青春密码
——天然激素

美国著名影视明星、作家、主持人及社会活动家苏珊·萨默斯 (Suzanne Somers) 在她的著作《性感岁月》中这样描述天然激素：天然类生物激素还有其他的有利之处，比如说能使皮肤更光滑、更有弹性；能使精力更旺盛、思维更敏锐；能改善记忆力，有助于情绪的稳定；能减少压抑、沮丧和焦虑，并能增强性功能；改善睡眠，让你一觉睡到大天亮，而且不会有潮热现象；还能随着年龄的增长，自动调节你身体的内部机能，使你不易生病……这些都清楚地表明，天然类生物激素就是让我们永葆健康青春的密码。

2001 年，在苏珊·萨默斯 55 岁那年，她被诊断患有乳腺癌并切除了乳腺。之后，她拒绝化疗，开始采用天然激素疗法 (又被称为天然类生物激素疗法、生物一致性激素疗法、BHRT)，并陆续采访了 16 位在癌症治疗、天然激素疗法方面有杰出造诣的医学专家，由此奠定了她推广天然激素治疗法的基础。结合她使用天然激素的亲身感受，苏珊·萨默斯出版了无数关于天然激素疗法的专著，并应邀到各大媒体进行访谈。在天然激素的帮助下，已经 70 多岁的苏珊·萨默斯至今仍然活跃在银屏上，用她的美丽和智慧与世界各地的观众、读者进行着互动。

1. 天然激素，让更年期不再成为健康与美丽的休止符

女人似花，天然激素则似水。失去了水的滋润，花儿就会枯萎。

女人的一生其实就是一部激素兴衰史。从 11 ~ 12 岁青春期发育开始，卵巢初步具备生殖与内分泌功能。在内源性激素的刺激下，乳房及外阴发育，阴毛及腋毛出现，月经来潮，脂肪聚集在臀部、大腿，身材逐渐呈“梨形”；随着卵巢功能的完善，女性特征逐渐成熟，从一个小女孩发育为亭亭玉立、婀娜动人的大姑娘，在 20 岁左右时卵巢分泌的性激素达到旺盛期。这时女性的生育能力最强大，身体状况达到一生中的最佳状态，并且这种完美状态可以持续 10 ~ 15 年。35 岁左右，卵巢内的卵泡储备能力开始下降，生育能力降低；到 40 岁时，卵巢储备能力明显下降，生育力继续降低；到 45 岁时，生育力只有不到 20 岁时的 5%，内源性激素分泌呈显著下降趋势；进入更年期后，由于卵巢功能的急剧衰退，内分泌出现不平衡，性激素水平跌落到起点，身体也出现更年期的特殊症状，如潮热、出汗、疲劳、肌肉关节疼痛、月经失调、失眠、性格脾气改变、抑郁、焦虑、性功能障碍等；在 50 岁左右月经终止。绝经后 4 ~ 5 年，生殖器官开始明显萎缩，出现泌尿生殖系统感染、性交痛等症状，同时皮肤干燥、变薄、皱纹增加 (尤其是面部、颈部、手等暴露部位)、腹部脂肪增多、腰围变粗，臀部及大腿脂肪减少，乳房萎缩，身材从“梨形”向“苹果形”转化，衰老加速。绝经 10 年后，骨质疏松、心脑血管疾病、老年痴呆症的发病率明显增高，生活质量开始明显下滑，整体进入老年状态。

人年轻时，各种激素在大脑控制下保持着一种平衡状态，机体得以有效运转。随着年龄增长，绝大部分激素水平逐渐下降，但是有少部分激素呈现上升趋势，内分泌平衡状态被打破，身体开始出现一系列衰老表现。不少美容外科医生常说，从 35 岁开始，皮肤逐渐变薄，胶原蛋白流失加快，这导致了皮肤皱纹增多、弹性下降，面部凹陷等衰老症状。但是，为什么皮肤会出现这些改变？身体的其他器官是不是也会出现类似的衰老改变？他们中的很多人不一定知道，其实很大一部分是内在激素水平的原因。通过天然激素疗法可以改善及延缓这些显而易见的衰老表现。

30 岁之前，人体内分泌系统可以自动调节，激素的微量减少不足以影响到其他器官的生理机能。35 岁左右时，体内激素的分泌量只有巅峰期的 85%，人体各器官组织开始老化萎缩，皮肤明显暗淡、干燥、出现细小皱纹，精神不佳，容易疲劳，性欲下降，生理机能的缺失会引起容颜上的衰老及心理失落。50 岁时，已经大约有 40% 的激素功能丧失。研究表明，激素平衡度好、水平高的女性可以比激素水平低的同龄女性年轻 8 ~ 10 岁。

有些朋友会问，我绝经已经两年了，并没有出现其他人常见的更年期症状，身体方面现在也感觉不出有什么变化，是不是上面的衰老规律不适合我？

笔者在前文中已经说过，更年期的根本原因在于卵巢功能的衰退。如果没有出现更年期症状先不要沾沾自喜，就像鲜花离开水之后不会立即枯萎，这需要有一个过程。激素对于更年期也是这样，只是时候不到而已。这种潜移默化的变化更容易让人忽视。有可能等你发现有变化的时候，想补救都来不及了。

激素由内分泌腺体分泌后，直接进入血液循环，通过与细胞表面受体的结合，调控细胞的功能。不同的细胞具有不同的激素受体，这就像钥匙与锁的关系一样，特定的激素控制特定细胞的功能。可以这样说，没有激素的参与，细胞就无法被激活，也就无法发挥在新陈代谢、排毒、物质交换、清除自由基等方面的功能，造成免疫力下降，新陈代谢速率降低，从而引起疾病的发生。

日常生活中经常有人把身体的不适归因于内分泌失调。那什么是内分泌呢？内分泌的概念是相对于外分泌来说的，人体有很多外分泌腺体，如唾液腺。当看到美味的食品或进食时，唾液腺就会分泌唾液到口腔中，用来帮助进行消化。这种通过腺体管道分泌到外界的过程就称外分泌。同样属于外分泌的情况还有泪液分泌、汗液分泌、皮脂腺分泌、胃液分泌、肠液分泌，甚至性生活中的爱液分泌也归类到这里。

内分泌则不同，内分泌腺体分泌激素后，直接进入血液发挥作用。性激素看不见、摸不着，但又确实存在。例如，突然受到惊吓或愤怒时，身体出现血压升高，肌肉紧张，头发、汗毛都会竖起来等表现。这是应激状态下肾上腺分泌的肾上腺素在起作用。

可以用一个大家都熟悉的形象例子来描述外分泌与内分泌：如果把外分泌比作是有线网络，通过光纤连接互联网，可以看到实物；而内分泌则就像 WIFI 连接，虽然什么都看不到，但它又是确确实实存在的。随着现代医学检验技术的发展，越来越多的内在激素可以从血液、唾液甚至尿液中检测出来。

著名医学专家王一飞教授曾对笔者说过：衰老不是一种疾病，而是一个必然的过程。对于因衰老引发的各种疾病，现代医学的理念侧重于能预防的就通过早期干预进行提前预防，对于不能预防的则通过医学手段推迟其发生，从而提高整体生命质量及生活幸福感。

每个女人都希望自己“生如夏花之绚烂，死如秋叶之静美”，在有限的人生中尽情享受亲情、爱情、友情及现代生活便利条件给自己带来的愉悦，但是更年期有可能使这种愉悦大打折扣。

人类所要求的不仅仅是寿命的延长，生命质量的提高更是重点。尽管我国大城市女性预期寿命与发达国家已经很接近，但是健康预期寿命却相差很远。目前我国大城市女性预期寿命已超过 80 岁，但健康预期寿命仅 65 岁左右，意味着生命中最后有 15 年以上时间处于疾病困扰的状态，这点与发达国家存在较大差距。如何让更多的女性享受“有质量的生命”，已经成为当今中国医学界一个热点话题。

作为世界上最发达的国家，美国在更年期女性保健方面具有悠久的历史。1942 年，世界上第一个商业化雌激素就在美国问世。经过 70 余年的沉淀，美国已经在作用机理、临床治疗、预防保健、延缓衰老、教育培训、产品研发、定制流程等方面形成完整的体系，发表了大量学术文章并进行了多次大样本临床科学研究，得到了医学界的广泛认可，并成为美国高端女性首选的保健方式。就像饿了要吃饭、渴了要喝水一样，更年期是内在激素缺乏造成的，是身体与你交流的一种语言，理所当然要用天然激素进行补充，为身体加油。很多好莱坞电影明星在公开场合承认自己正在进行天然激素调理。苏珊－萨默斯是其中典型的代表，并通过她的书籍、杂志、电视、演讲影响了世界上无数的更年期女性，让她们重新看到了永葆青春的希望。

很多女性朋友谈更年期色变，认为更年期意味着开始步入老年期，年轻与美丽会离自己远去，甚至有不少人为此整日忧心忡忡，更加重了更年期综合征的各种表现，但事实真是如此吗?

更年期是每个女性朋友都要经历的生理过程，一般在 45 ～ 50 岁开始（卵巢早衰开始更早）。传统观点认为更年期是女性步入老年的分界线，之后身体机能会逐步下降，老年性疾病如心脑血管病、老年痴呆症、骨质疏松、癌症的发病率升高，出现皮肤明显松弛、性能力下降、失眠、腹部肥胖、整天无精打采、泌尿生殖系统反复感染、肌肉关节疼痛等表现。这一切都是由于内在激素分泌减少造成的，尤其是女性激素的减少。随着医学研究的逐渐深入，各国更年期专家普遍认为天然激素可以帮助女性减少以上疾病及症状的发生，延缓衰老的进程。在发达国家如美国，更年期女性经常主动要求医生给予天然激素抗衰老治疗。

天然激素又被称为生物一致性激素、类生物激素 (bio-identical hormone)。天然激素除人体自身分泌外，还可以从天然植物如大豆、姜黄、野山药、核桃等提取出来，其化学分子结构及生理作用与人体自身分泌的内在激素相同。天然激素疗法有别于常规的激素补充治疗，不是使用国内医院常用的化学合成激素。在有经验的专业天然激素疗法医生指导下，通过补充、平衡因衰老造成的内在激素失衡，可以让身体恢复青春、预防疾病，达到延长生命、提高整体生活质量的最终目的。因此，天然激素在美国被誉为人体的“青春密码”。

世界天然激素抗衰老之父、美国著名天然激素疗法专家、教育培训家尼尔·鲁泽 (Neal Rouzier) 教授经常对笔者说，作为一个专业天然激素医生，你需要做的是，评估每个人的不同身体情况，制定不同的天然激素平衡疗法方案，目的是让她的整体内在激素水平恢复到 30 多岁、甚至 20 多岁的水平。能做到这一点，你就是成功的抗衰老医生。

中国现阶段有近 2 亿女性处于更年期及以上年龄阶段，由内在激素水平紊乱带来的身体健康及生活质量下降问题令人担忧，每一个处于更年期阶段的女性朋友都应该了解天然激素对身体健康及美丽的重要性，尽早寻求专业内分泌医生帮助，通过天然激素，使自己维持年轻与美丽的身体平衡状态，尽情享受生活带来的乐趣。

2. 天然激素 VS 化学合成激素

激素（Hormone）这个名词最早起源于希腊语，含义为“奋起活动”。激素也经常按照它的发音被翻译为“荷尔蒙”。根据化学结构及来源不同又可以分为“天然激素”与“化学合成激素”。天然激素指人体本身就存在的或者从植物中提取的与自身腺体分泌结构和生理功能完全相同的生物一致性激素，而不是通过工业化生产出来的、与人体结构不同的“化学合成激素”，这二者之间有着天壤之别。为了让大家更容易理解天然激素与化学合成激素的区别，笔者举两个日常生活中常见的例子。

第一个是大家经常消费的白酒，高档白酒是选取优质五粮，在酵母菌作用下，通过长时间的传统固态发酵而得到的，少量饮用会起到一定的保健作用。但是低档白酒都是通过工业化生产出来的食用酒精勾兑而成，长期饮用对身体有百害而无一利。甚至还有少数无良商家，通过提炼石油后剩余的下脚料或废纸浆来化学合成酒精，勾兑后销售给消费者，对身体健康造成极大危害。

天然激素是自身腺体分泌的，平时在维持正常生理机能及健康方面起着很大作用，但是对于一些疾病如子宫大出血、子宫内膜增生、子宫内膜癌等的治疗方面则显得有些力不从心，这时就需要使用强效的化学合成激素进行短期治疗。临床上就经常使用避孕药来快速止血，用大剂量安宫黄体酮(MPA)治疗子宫内膜增生，当然这只是针对生病的特殊时期，等疾病好转后医生会立即停用这类药物，防止严重不良反应的发生。从治疗疾病角度上来看，化学合成激素也有存在的价值，而且价格比较便宜。

美国妇女健康启动(Women’s Health Initiative，WHI)研究与英国百万妇

女研究 (Million Women Study，MWS) 是最近 20 年国际上对更年期女性激素治疗最全面的临床研究。通过对数据进行分析发现，激素治疗可以降低女性 40% 的整体死亡率。单纯使用天然雌激素可以降低乳腺癌、心脑血管疾病发病率，但是在添加了化学合成激素之后，乳腺癌、冠心病的发病率明显升高，提示化学合成激素对女性健康的危害性。

通过上面的分析，大家已经知道了天然激素与化学合成激素的区别，但是可能还会有人问起天然激素的安全性问题，下面是一些比较经典的答复。

• 水与天然激素的安全性比较。

大家都知道水对身体是有益的、安全的及健康的。但即便是这样，饮用了过多的水之后也可能造成水中毒让人死亡。与饮用水一样，如果在适合的剂量下，天然激素也是安全及有利健康的。像过量饮用水一样，如果过量使用激素，也会引起一些副作用。比如雌激素过量会导致水钠潴留、乳房胀痛、情绪紊乱。

• 任何事情的过多或缺乏都是有害的。

临床上有一个常用的生化检查是用来检测人体内的肝、肾功能，电解质及血糖水平的。正常情况下，人体在一个比较狭窄的范围内自动维持这些指标的平衡。如果这些指标高于或者低于了正常范围，这就会出现一些严重的健康问题，例如，血钾升高会导致心跳骤停；血镁降低会导致肌肉痉挛及心律失常；过高的维生素 A 与维生素 D 也是有毒性的。女性体内的激素水平在一个比较宽泛的范围内波动。如果过高或过低，会给身体带来一系列副作用。

• 没有关于天然激素的不良报告。

非处方止痛药如阿司匹林、布洛芬、萘普生被认为是安全的，根本就不需要医生的处方即随处购买。但权威调查显示，这些药每年还造成大约16500美国人死亡，其原因主要是消化道出血。但是，2008年美国食品药品监督管理局(FDA)的调查数据显示，上一年没有发生任何关于天然激素不良反应的报告。

• 天然激素会造成乳腺癌吗？

答案是“No”。法国队列研究(French Cohort Study)的结果显示，使用天然激素后乳腺癌发病率没有增加。但是，避免环境中过量的雌激素(杀虫剂、农药、塑料残留物等)及任何原因造成的雌激素过高可以预防乳腺癌。另外，碘补充剂、吲哚-3-甲醇、DIM、膳食纤维、保持健康体重也可以预防乳腺癌的发生。

• 天然激素会造成心脏病吗？

答案同样是“No”。2002年妇女健康启动(WHI)研究就发现了化学合成激素可以导致心脏病，而天然激素则不会。已经有134年历史的著名医学期刊——美国医学会杂志(JAMA)2007年发表的研究也显示了同样的结果。这些数据都清楚地显示了天然激素对心脏的保护及预防心脏病的作用，而化学合成激素则增加了心脏病的发病风险。

3．天然激素的种类与保健功效

更年期是由于卵巢功能衰竭诱发的，常规医学认为这个阶段单纯是卵巢分泌的雌激素与孕酮发生了变化，与其他激素无关。不少更年期女性跟笔者说，她们去医院的妇科门诊想抽血检查雌激素及其他激素的水平，但是医生却告诉她们，更年期是女性正常的生理过程，不需要查很多指标，甚至连最重要的雌激素都不查。而且在激素替代治疗过程中，也不需要定期检测激素水平。但是人作为一个有机的整体，牵一发而动全身，人体内有上百种不同的自体激素，在更年期及正常衰老的过程中，不可避免都会发生一些变化。普通医生不检测激素水平的原因有两个：第一是除了性激素外，他们并不了解其他激素在更年期及之后发生的变化，因为教科书及他们治疗疾病的临床经验没有涉及其他激素在延缓衰老及预防老化性疾病中的作用；第二，普通医生经常给更年期女性使用的是化学合成激素，在血液中根本就检测不出来。没有检测的激素疗法岂不成了盲人摸象?

进入更年期后的人体像是一台需要大修的汽车，除了核心部件——发动机需要维护之外，刹车、轮胎、电路、油路甚至内饰、车漆都要同步进行保养。只有经过这样处理，汽车的性能、外观才能达到由内而外的焕然一新。另外，后期的悉心定期养护也十分关键，因为它决定了这种最佳状态可以维持多久。

人体衰老的过程就是内在激素水平逐渐衰减及失衡的过程。在这个过程中，各内分泌腺体的功能日趋减弱，身体组织、器官对激素的敏感性下降并出现萎缩现象，新陈代谢速率降低，整个身体开始处于为年老体衰做储备的自我保护状态。不仅是卵巢分泌的雌激素、孕激素，其他激素如雄激素、甲状腺素、皮质醇、胰岛素、褪黑素等都在这个过程中产生了变化。了解这些激素的作用，对于解释衰老的机理及研究如何延缓衰老的方法至关重要。

❖ 雌激素：让女人充满雌性魅力

俗话说“女大十八变，越变越好看”，女孩之所以有这个变化，就是雌激素的作用。从青春期启动开始，卵巢就开始规律性分泌雌激素，雌激素促进外阴、阴道、子宫、输卵管和卵巢本身的发育，同时使子宫内膜增生产生月经。雌激素可以使皮肤保持水分，促进皮肤新陈代谢及血液循环，使皮肤柔嫩、紧致，还会使乳腺增生，产生乳房、乳晕，并将脂肪选择性地集中在乳房、腹部、大腿、臀部，以此让女性的身材优美且有曲线，产生并维持女性的第二性征。这些与雌激素相关的脂肪又被称为“性脂肪”(更年期后，雌激素水平低下，这些脂肪逐渐萎缩，女性特征消失)。

对女性来说，雌激素作用非常大。实际上，女性除了生殖系统和雌激素有关外，体内很多组织器官都有它的靶器官，比如神经系统、心血管系统、骨骼、泌尿系统等。这些系统或者组织里面都存在雌激素的受体，能跟雌激素起作用。这些系统的发育成熟也少不了雌激素的作用。

雌激素在女性一生中的巨大作用是任何其他激素都不能替代的。它主导女性第二性征的发育和维持，调控女性体内环境的稳定，控制女性的生命周期，女性周期性的月经、女性的生育能力、女性特有的丰满体态等。

雌激素分泌正常时，女性会保持特有的美丽，拥有健康的人生。雌激素让女性的皮肤柔嫩、细致，皮下水分丰富，且不易脱发，使头发亮丽，并拥有优美、凹凸有致的身材曲线。有多项研究表明，身材、外貌完美的女性雌激素水平都比较高，凡是大眼睛、白皮肤、胸部丰满、头发浓密、嘴唇红润，在男人和女人看来都很有魅力的女性普遍雌激素水平较高。《英国皇家学会学报》指出：女性魅力的源泉是雌激素。

雌激素不仅影响女性的外貌，对三围比例也有很大的影响。男人常常觉得丰乳、细腰、肥臀的女人很性感又有女人味，其实是不无道理的。雌激素会选择性地将脂肪集中在胸部、臀部、大腿上，抑制腹部脂肪的堆积，自然就拥有了上述所说的那种身材。人们一般只知道雌激素能影响乳房的大小，其实腰围和臀部也受它的影响。腰越细，臀越翘越圆，那么雌激素就越高。雌激素高不高其实是可以从外貌和身材上看出来的。在青春发育期，如果卵巢分泌的雌激素较低，乳房发育受到影响，成年后胸部扁平的发生率很高。现在临床上就经常给发育较晚的女孩应用小剂量雌激素，以刺激乳房、外阴及性腺的发育。

女性体内雌激素越多，在周围人的眼中就越迷人，无论是男人还是女人，都会被这种魅力吸引。18 ~ 25 岁年龄段的女性，雌激素和孕酮是最均衡的，也是女人一生中最美丽动人的阶段。女性的雌激素水平越高，相貌就越女性化，整体健康程度也越好。

虽然雌激素对于女性有很多的益处，但并不表示雌激素越高越好，尤其是对于某些特定的生理时期。例如，青春期女孩过早发育 (性早熟)，雌激素高峰提前出现，会使骨骺闭合过早，这种女孩成人后可能乳房发育良好，但是身高明显低于其他人。有些更年期女性由于排卵异常，也会发生雌激素一支独大的现象。这被称为雌激素优势 (estrogen dominance)。雌激素在没有正常排卵后分泌的孕酮对抗下，容易使子宫内膜疯长，从而诱发子宫内膜增厚、子宫内膜癌。

卵巢并不是分泌雌激素的唯一器官。研究表明，大脑、脂肪组织也可以产生雌激素。尤其是脂肪组织，在芳香化酶的作用下，可以将肾上腺产生的激素前体转化为雌激素。虽然绝经后卵巢不再制造雌激素，但是对于肥胖女性来讲，可能会出现绝经后单一雌激素偏高的情况。这种不平衡会给健康带来隐患。这也是为什么绝经后女性也要检测雌激素等激素水平的原因。

并不是所有的雌激素都叫天然雌激素。不仅是社会上，包括医学界现在对于雌激素的概念还有一些混淆之处。一个误区是，不管是化学合成的还是天然的雌激素，都统称为雌激素。但事实上，天然雌激素对身体具有保护作用，是女性健康的保护神。而合成雌激素对健康存在潜在风险，应该尽量避免使用。

这种误解造成的直接后果是普通大众及部分医务人员对雌激素的恐惧，经常听到有人说，我有乳腺增生或者子宫肌瘤，医生告诉我要远离雌激素及大豆等富含雌激素的产品。就像是上面谈到的雌激素优势一样，女性发生乳腺增生、子宫肌瘤的原因不是因为雌激素本身，而是因为内分泌失调造成的自身激素失衡。如果雌激素那么可怕，为什么女性不在生儿育女任务结束后直接把卵巢切除呢？为什么女性还在做各种卵巢养护，千方百计地延缓绝经的到来呢？

最近几年，中国北方冬天的雾霾非常严重，不少人把原因归结于没有刮风导致空气不对流。但造成雾霾真正的原因不是风，而是大量污染源的存在，不要混淆这一点。对于激素也是这样，不要把致病的原因强加到雌激素身上。再次强调一遍，天然雌激素是女性的保护神！

美国好莱坞著名女明星安吉丽娜·朱莉(Angelina Jolie)因为家族性BRCA1基因(乳腺癌及卵巢癌基因)突变而分别于2013年及2015年预防性地切除了双侧乳腺及卵巢。最近的报道显示，她因为无法忍受严重的更年期综合征而开始进行天然激素治疗。请注意，她选择的是天然激素疗法(生物一致性激素疗法，BHRT)，而不是化学合成激素治疗。还有美国著名女明星、制片人、主持人奥普拉·温弗莉(Oprah Winfrey)于2009年也在公开场合表示她因为更年期内分泌失衡正在进行生物一致性激素治疗(BHRT)。

雌激素分为天然雌激素、合成雌激素及半合成雌激素(如乙烯雌酚、尼尔雌醇、避孕药中常用的炔雌醇等)。另外，杀虫剂、农药、塑化剂等成分中也含有雌激素样物质，被称为环境雌激素。加工食品、快餐中含有的反式脂肪酸也可以影响雌激素的代谢。虽然都被称为雌激素，但是很容易就能分清楚，除了天然雌激素是自己身体产生的之外，其余都是外源性的，是人体自身所没有的，都会对人类的健康造成一定危害。

人体内包括雌酮 (E1)、雌二醇 (E2) 及雌三醇 (E3) 三种天然雌激素，不同年龄段三者间的比例略有不同，但是大约为 E2 7%、E1 3%、E3 90%，绝经后 E2 下降，E1 升高。这三种雌激素中，E3 的作用最弱，E2 作用最强，E1 与 E2 可以相互转化，E3 为其他两种雌激素的终端产物。

• 雌酮 (E1) 是绝经后女性体内存在的主要雌激素，主要通过脂肪组织的芳香化作用产生。肥胖者体内雌酮的含量较高。研究显示，内脏脂肪产生的雌酮是女性乳腺癌、子宫内膜癌等疾病发生的重要原因之一。

妊马雌酮 (结合雌激素，CEE) 是在世界范围内最广泛应用的商业化雌激素。它来源于怀孕母马的尿液，于 1942 年最早在美国上市。虽然在一段时间内妊马雌酮也被认为是天然雌激素之一，但是它的成分复杂，除了主要成分雌酮 (E1) 外，还含有上百种人体内不存在的马类雌激素，因此它不是生物一致性激素 (bio-identical hormone)。很多医学文献显示妊马雌酮会升高子宫内膜癌、血栓、乳腺癌、老年痴呆症等疾病的发生风险。有医学专家表示：人又不吃草，为什么给人使用马身上的激素呢?

• 雌二醇 (E2) 是人体内效力最强的雌激素，也是育龄期女性体内最主要的雌激素。它由卵巢直接分泌并释放入血液，通过血液循环到全身各部与效应细胞发生调控作用。雌二醇水平随着月经周期变化，排卵前到达高峰，月经来潮时处于最低点。绝经前期雌二醇水平变化剧烈，但是呈现整体下降趋势。绝经后卵巢功能丧失，不再继续分泌雌二醇，血液中雌二醇主要来源于脂肪中产生雌酮的转化，这时雌二醇水平极低，但是相对比较稳定。

• 雌三醇 (E3) 长久以来被医学界忽视，是雌酮与雌二醇在体内的终端代谢产物，也具有微弱的雌激素效力。雌三醇在怀孕期间大量产生，并具有抑制癌细胞增生的潜能。H.M.Lemmon 博士发表在 1966 年《美国医学会杂志》(JAMA) 的研究结果显示，女性体内高雌三醇水平与乳腺癌缓解有关。他的研究观察到乳腺癌女性尿液中雌三醇减少，而没有患乳腺癌的女性尿液中雌三醇水平相对较高。素食者及亚洲女性尿液中雌三醇含量较高，她们比其他类型女性的乳腺癌发病率低。雌三醇的抗肿瘤作用可能与它抗雌酮作用有关，因为雌三醇可以占据癌细胞上雌酮的受体位置来阻断它对癌细胞的刺激作用。

雌三醇还对外阴、阴道、宫颈具有保健作用，泌尿生殖道萎缩会使女性更容易患阴道炎、膀胱炎，局部使用的雌三醇是最有效及最安全的雌激素。

在天然类生物激素疗法中，医生会根据女性的症状及化验结果制定个性化的方案，早期还有部分医生在方案中添加雌酮。但是，随着研究的不断深入，雌酮已经在天然激素疗法中被删除，常用的配比为 E2∶E3（20∶80）、E2∶E3（50∶50）。除了口服之外，还可以根据需要配制成舌下含化剂、霜剂、阴道栓剂等肠道外吸收的剂型。这样可以不通过肝脏代谢直接进入血液，减少雌二醇向雌酮的转化，从而降低雌酮带来的潜在风险。

雌激素水平过低或者过高都会对健康带来影响。除了血液、唾液、尿液检测外，还可以通过以下身体表现来判断。

常见的雌激素缺乏的表现如下：

• 头脑模糊

• 容易忘事

- 抑郁
- 轻微焦虑
- 入睡困难
- 潮热
- 盗汗
- 体温波动
- 整日疲劳
- 精力下降
- 性敏感度下降
- 对自我形象关注度降低
- 眼干、皮肤干燥、阴道干涩
- 皮肤失去光泽
- 乳房下垂、松弛
- 性交痛
- 体重增加
- 背痛及关节痛
- 发作性心跳加速
- 头痛及偏头痛
- 胃肠道不适
- 便秘

常见的雌激素过多表现如下：

- 乳房胀痛
- 乳房增大

- 水肿（手指、腿）
- 焦躁、急躁的行为，但是头脑清晰
- 下腹疼痛
- 恶心

❈ 孕酮：让你成为"安全女人"

孕酮（progesterone）又称为黄体酮，是卵巢排卵后形成的黄体分泌的女性激素，它会让子宫内膜变得更容易受孕，也是临床上女性最常用的保胎药。孕酮可以对抗雌激素的刺激，对组织、器官起到保护作用。

育龄期女性最常见的内分泌失调是由卵巢分泌孕酮不足造成的。这种女性容易发生多囊卵巢综合征、子宫肌瘤、子宫内膜异位症、子宫腺肌病、子宫内膜增生、子宫内膜癌、卵巢囊肿、卵巢癌、乳腺增生、乳腺结节及乳腺癌等妇科疾病。女性怀孕时胎盘可以分泌大量孕酮，以维持胎儿的正常生长。这时的女性最不容易得病。可以这样说，孕酮对于女性健康有百利而无一害，又被称为女性健康的"保护伞"。

孕酮除了对生殖系统起保护作用外，在大脑中也发现了孕酮的存在。研究证实，孕酮可以激活 γ-氨基丁酸（GABA）受体，对神经系统具有强大的修复作用，可以起到镇静、安神的功效。孕酮缺乏的女性容易发生失眠、抑郁、焦虑、记忆力下降、老年痴呆症等精神、神经系统疾病。

孕酮在各年龄组男、女性的身体功能方面都起着重要作用。它除了可以稳定血糖、改善智力、强壮骨骼、稳定情绪外，还可以把脂肪转换为能量、调节甲状腺素的生成、提高性欲。另外，孕酮还是一种天然的抗抑郁剂，能帮助改善睡眠、提高免疫力、抗癫痫、利尿及使血栓缓解。

虽然肾上腺及大脑也可以产生微量孕酮，但是对于非怀孕妇女来说，孕酮的产生与卵巢排卵有直接关系，没有排卵发生就不会形成孕酮。有正常生理周期女性的月经后半周期才可以检测出大量孕酮的存在。通过孕酮数值的高低，可以初步判断出卵子的质量。

更年期女性由于卵巢功能衰竭，已经无卵可排，体内孕酮基本降低到零点。但脂肪组织还可以继续制造少量雌激素，这时失去孕酮对抗的雌激素一家独大 (激素失衡)，有可能对身体相应的器官、组织造成潜在风险。

但是，医学界对孕酮的认识有一个误区，常常把天然孕酮 (生物一致性孕酮，progesterone) 与化学合成孕激素 (progestins) 混淆在一起，都统称为孕激素。它们之间有很大的差别。天然孕酮是体内自然产生或者从植物中提取的与自身结构完全相同的物质，对女性健康有重要保护作用；而化学合成孕激素远比化学合成雌激素种类繁多，绝大部分都被证实对身体有各种各样的副作用。在美国妇女健康启动研究 (WHI) 表明，就是因为使用了某种化学合成孕激素，才造成了心脑血管疾病、乳腺癌的发病率明显升高。而生产这种药品的制药公司也遭遇了超过 5000 名世界各地患病女性的诉讼，并赔偿了巨额资金。

在对大量临床研究进行分析后，目前医学界也普遍认为在激素治疗过程中，孕激素的选择是副作用大小的决定因素，但是由于天然孕酮分子量较大，口服不易吸收，一般都做成注射剂，使用非常不便。但随着制药工艺的进步，现在可以把大分子的天然孕酮进行微粒化处理，使之可以通过肠道吸收，大大扩大了其应用范围。

普通妇科医生认为，子宫已经切除后的女性不需要补充孕酮，但是他们可能忘记了，在大脑、乳腺、骨骼等器官中也存在有孕酮的受体，这些器官同样需要孕酮的保护。因此，作为一个天然激素疗法医生，笔者认为每个女性都需要孕酮的帮助。

天然孕酮可以根据需要被个性化制备成胶囊、片剂、舌下含服片、霜剂、阴道用栓剂，还可以与天然雌激素按照不同比例混合制作在一起，以满足不同女性的需求。

常见的孕酮缺乏表现：

- 月经消失(无排卵)
- 月经稀发(几个月来一次)
- 月经出血量大、月经频发(血块、由于子宫内膜修复异常)
- 月经来临之前数天的点状出血(孕酮水平下降)
- 经前期综合征(PMS)
- 乳腺囊肿
- 乳房疼痛
- 乳腺结节
- 子宫内膜异位症、子宫腺肌病、子宫肌瘤
- 焦虑、易激惹、神经质
- 水肿

❖ 睾酮：为女人的“性福”而生

在卵巢分泌的三种主要性激素(雌激素、孕酮、睾酮)中，睾酮(又被称为睾丸素、睾固酮)可能最容易被误解。一般人认为睾酮是一种雄激素，是男性最主要的内在激素，但作为一个女人，她的身体内怎么会有雄激素呢？这种观点被大众广泛认可，也包括一些不从事内分泌、妇科专业的医生。但是雄激素在女性体内确确实实存在，并发挥了不可或缺的重要功能。男人有的内在激素在女人身上都可以找到，反之亦然。只不过水平相差比较大罢了，

例如，男性体内睾酮水平是女性的 10 ~ 20 倍。

常规医学教科书对女性睾酮知识介绍甚少。由于在育龄女性常见的内分泌疾病——多囊卵巢综合征 (PCOS) 中发现雄激素水平过高，于是不少人就认为雄激素是导致多囊卵巢综合征的元凶，认为雄激素对女性健康有风险。但导致多囊卵巢综合征的主要原因是代谢异常，出现胰岛素抵抗 (机体组织对胰岛素不敏感)、胰岛素分泌增加，使肝脏合成性激素结合球蛋白 (SHBG) 能力下降，不能很好地结合雄激素，最终出现雄激素水平过高，产生一系列高雄激素症状，如多毛、痤疮、月经不调、脱发等。可见，多囊卵巢综合征的主要原因不是雄激素，雄激素升高也是其症状之一。

人就是这样一个神奇的动物，什么东西多了不行，少了也不行。如果女性雄激素水平过低，就会出现乏力、抑郁、肌肉萎缩、骨质疏松、皮肤松弛、皮肤暗淡、眼睑下垂、嘴唇变薄、性欲下降、阴道肌肉松弛、性敏感度低下等表现。

最新的研究表明，睾酮与妇女的性欲有直接联系。性欲低下的女性往往睾酮水平比较低。当给女性补充少量睾酮后，可以明显改善性欲、增加性幻想，性唤起速度加快，性敏感度增强，性高潮强烈，使性满意度提高。但遗憾的是，放眼世界范围，还没有一种供女性使用的商业化小剂量睾酮，临床医生有时只能把男性用的睾酮用于女性，由于剂量过高，容易引起副作用。好在有一些复合药房 (compounding pharmacy) 可以根据医生处方为女性个性化定制小剂量睾酮，是女性健康的一个福音。

睾酮还是维持肌肉强度与体积的重要元素。一个睾酮水平正常的女性不会像男性那样线条分明，而是会更加水润，前凸后翘，充满女性的柔美。睾酮低下的女性则表现为瘦弱、干瘪。睾酮帮助女性维持体型及健康的肌肉 /

脂肪比例。不少女性随着年龄增长，上臂慢慢出现“蝴蝶袖”。她们往往归因于脂肪增加，其实根本的原因是上臂肌肉减少而被脂肪替代造成的。

肌肉还是人体最大的能量消耗组织，肌肉含量越高，代谢能力越强。因为睾酮可以在你休息的时候燃烧卡路里，不管你是在看电视、开车或者玩手机时，这就是为什么男性比女性更容易减肥的原因。他们的肌肉更多，可以燃烧更多的卡路里。更年期后女性睾酮水平下降，肌肉逐渐萎缩，代谢速率降低，除了可以引起肥胖外，还可以使血糖、脂肪代谢出现异常，从而诱发心脑血管疾病。

睾酮可以帮助女性维持良好的情绪。研究表明睾酮改善抑郁妇女情绪的效果明显优于抗抑郁药物。睾酮可能还在降低女性老年痴呆症的发病率方面起着一定作用。女性老年痴呆症的发生率是接近男性的 2 倍。2011 年，美国内分泌学会的研究显示，女性的低睾酮水平可能是老年痴呆症的原因之一。

睾酮还能维持女性的心脏健康。有证据显示，绝经以后的低睾酮水平与心脏病风险明显升高可能有密切关联。因为心肌细胞上有大量睾酮受体。医学研究建议在心肌梗死之后使用睾酮治疗以帮助重组心肌细胞。

睾酮还在一定程度上负责维持皮肤的弹性、厚度及光泽度，随着睾酮水平的不断降低，面部及全身皮肤弹性下降、松弛，同时伴有全身肌肉萎缩，其中也包括面部肌肉及下颌肌肉，女性从外观上呈现整体衰老的表现。

45 岁以上的妇女中超过 90% 都受到低睾酮水平的困扰。研究显示，女性从 20 岁到 40 岁，睾酮水平平均下降 50%。这种因年龄增长而发生的睾酮降低会明显影响女性的精力、外貌、思维敏锐性、性能力、总体健康及生活乐趣。女性常见的低睾酮表现如下：

• 疲劳、筋疲力尽

如果你有持续性的疲劳，即使睡眠整个晚上也不能缓解，你有可能正在经历女性低睾酮的症状之一。降低的睾酮水平可能是让你筋疲力尽的原因。

你可能还会发现夜间很难入睡，而睡眠障碍也是女性常见的低睾酮症状之一。良好的内分泌平衡状态是平静、持续性睡眠的关键。

• 体重增加及降低体重困难

很多低睾酮水平女性都有肌肉流失及持续性体重增加的经历。这在中年女性非常普遍，一般被认为是身体衰老的表现之一，但这种表现也有可能是低睾酮导致的。

• 对性的兴趣降低

像男性一样，睾酮影响女性的性唤起。低睾酮从以下几个方面影响女性的性生活：女性可能出现性欲低下；部分女性可能出现阴道干涩，导致性交痛；对性的兴趣降低。

由于以上表现与其他疾病的症状类似，一定要在专业天然激素治疗医生指导下进行干预。

• 心境不稳、抑郁及情绪低落

如果你突然出现抑郁发作、无法解释的心境不稳及整体的情绪低落，你有可能正在遭遇低睾酮的困扰。国外某项研究显示，睾酮在人体情绪调节中起着重要作用，睾酮降低会使身体的自我调节功能紊乱。

如果你正在考虑使用抗抑郁药物来缓解症状，你也可以去找专业医生探讨是否存在低睾酮的情况。

即便你不存在严重的抑郁情况，也有可能会面临不可预料的心境不稳，或者仅仅是一种低情绪状态，这时也应该与专业医生讨论是否存在低睾酮情况。

• 焦虑

低睾酮的另外一个表现是焦虑。虽然这种焦虑比较轻微，但也可以导致无端的恐惧。如果你突然焦虑发作，尤其是原来从未出现过这种情况，应该去找专业医生讨论是否存在低睾酮情况。

• 集中精力困难

如果发现不能集中精力于日常工作，而之前你很容易就能做到，这很有可能是低睾酮的表现。当然这个症状也是衰老的典型表现之一，在治疗之前，应该与专业医生讨论是否存在低睾酮情况。

• 脱发

脱发是低睾酮最显而易见的表现之一。这种脱发可以发生在头上，也可以发生在身体其他多毛的部位。当你发现头发稀疏、洗澡时头发脱落明显，阴毛、腋毛减少时，应该与专业医生讨论是否存在低睾酮情况。

对于低睾酮水平的女性朋友，除了可以找专业天然激素疗法医生寻求帮助外，还可以通过以下自然的方式，激发自身睾酮的产生。

• 保养肾上腺。肾上腺可以产生雄激素及其他激素，而压力会影响肾上腺的功能状态，从而降低激素水平。

• 肝脏排毒。肝脏可以激活雄激素及其他激素，并把它们转化成无害及具有抗癌作用的代谢产物。肝脏还负责把你日常接触的污染物及杀虫剂从身体中清除，而一个反应迟钝的肝脏不会很好地工作。肝脏排毒不同于肠道排毒。你可以通过一种简单易行、持续两周的肝脏清洁来排除肝脏累积的毒素，使其功能恢复正常。

• 吃富有营养的膳食。营养是指构建细胞、肝脏排毒、修复肾上腺的原材料。很少有人能够食用足量的水果、蔬菜以使身体从中得到需要的维生素、矿物质及微量元素。

发表于 2013 年《新英格兰医学杂志》上的研究显示，以植物为主的地中海式饮食，同时配以坚果、橄榄油，会使心脏病发病风险降低 30%。虽然大部分人担心患乳腺癌，但心脏病是女性的第一杀手。这种饮食方式也会促进内在激素的产生。

• 服用植物、维生素、矿物质保健品来激发自体睾酮及其他激素的生成。例如：植物东革阿里不仅可以激发睾酮的产生，还可以使睾酮从结合的蛋白上脱落下来，成为有功能的“游离睾酮”，南非醉茄也有类似功能；而 B 族维生素如维生素 B1、维生素 B6、维生素 B12 则有利于肾上腺功能。

• 减轻压力。低强度的运动如太极拳、冥想、呼吸训练都有助于缓解压力。研究还证实中等强度的运动 (如大步走) 可以增加睾酮的产生。这些活动可以打开你身体“放松反应”的开关。不要相信坐在家里看电视就会让你放松的神话。记住，压力会使你变胖，会降低你的睾酮水平！

❖ 甲状腺素：人体的能量因子

不只在运动的时候你的身体需要消耗能量，即便你正在熟睡，身体依然需要能量来维持血液循环、心跳、体温、呼吸、血压等基本生命功能。而甲状腺素正是能量产生过程中至关重要的因素。它几乎影响人体中的每一个细胞、每一种组织及每一个器官的功能。可以这样说，没有甲状腺素，人一天都不可能存活。

甲状腺素分两种，即四碘甲状腺原氨酸 (T4) 及三碘甲状腺原氨酸 (T3)，人体最大的内分泌腺体——甲状腺主要生成 T4。T4 本身没有生理功能。它在肝脏、肌肉等组织内经过脱碘酶作用，转化为T3，发挥生理功能。正常情况下，绝大部分甲状腺素都与甲状腺结合球蛋白结合，呈结合状态的甲状腺素只起到储存库的功能，并没有生理作用。只有小部分游离状态的甲状腺素才能真正被人体所用。由此可见，在功能上，游离T3才是评价身体甲状腺素最关键的指标。

但遗憾的是，常规医学并不是这样做的。TSH是脑垂体分泌的一种激素，可以调节甲状腺素的分泌，并没有直接的甲状腺素作用。常规医学通过检测TSH水平来推断甲状腺是否健康，而不重视真正起作用的游离T3。虽然对于大部分人来讲，TSH可以间接反映甲状腺功能，但还有部分人由于存在脱碘酶缺乏或者敏感性下降，T4向T3转化过程出现障碍，这时虽然TSH及T4都正常，但人体还会出现明显的甲状腺素缺乏表现，经常引起误诊、误治。研究发现，至少有近20%的人对常规甲状腺素治疗不敏感。因此，评价整体的内分泌及身体功能状态，除了观察TSH外，一个有经验的天然激素疗法医生更关注游离T3的变化。

影响T4向T3转化的因素有很多，更年期雌激素水平低下、肾上腺功能下降、肝脏功能下降、微量元素及维生素缺乏、肠道菌群失调、体内自由基水平、重金属含量等都可以对其产生不利影响。这可能是为什么检测结果正常而临床症状明显或者单纯补充T4效果不佳的重要原因。

在天然激素疗法过程中，医生会使用从健康哺乳动物如猪、牛、羊等的腺体中提取的天然甲状腺素。这种经过提纯后的天然甲状腺素中T4、T3的比例与人体完全相同(4 : 1)，可以被人体直接利用并发挥生理功能。因此，这就是天然甲状腺素比合成甲状腺素能起到更好保健效果的原因。

美国著名天然激素疗法专家尼尔·鲁泽教授经常说：“对于更年期女性，

我们治疗的是她们的症状，而不是她们的化验指标。”常规医学关注化验指标，但为什么还有很多人指标完全正常却还在遭受明显甲状腺素缺乏的不适症状呢？原因是真正起到生理作用的游离 T3 缺乏所致。化验值的正常范围很宽泛，处于正常值的下限还是上限可能是器官功能是否健康的决定因素(游离 T3 的血液正常值范围为 1.69 ~ 6.47 pmol/L，对于 80 岁的老人，可能 1.69 pmol/L 是她的年龄组正常值，但是对于 20 岁的年轻人来讲，6.47 pmol/L 可能是她的理想正常值，必须要区别对待，不能一概而论)。当然，对于常规医学来讲，即便是发现了问题的症结，在市面上无法找到商业化的产品也是困扰她们的原因之一，而天然激素疗法的个性化定制就可以完美解决这个难题。

人体的激素水平从整体来看是随着年龄增长而逐步下降的，同时各组织、器官对激素的敏感性也逐渐降低，甲状腺素作为新陈代谢最重要的激素也不例外。这也是人类在几千万年进化历史中形成的一种自我保护机制。但是随着近几十年来人类寿命的逐渐延长(从平均 40 岁延长到平均 80 岁)，这种机制显然还没有适应人类的变化，所以在女性更年期之后，容易出现肥胖、便秘、皮肤干燥松弛、容易疲劳、抑郁、骨质疏松、记忆力下降、怕冷、血糖及血脂增高、心脑血管疾病等代谢速率变慢的表现。女性较男性更容易出现甲状腺问题，而且大部分(80% 以上)均为甲状腺素缺乏。虽然部分女性也会出现甲状腺功能亢进，但是随着甲状腺细胞的破坏，最后往往也会发展为甲状腺素缺乏。

甲状腺素缺乏常见的表现如下：

- 容易疲劳
- 体重增加

- 怕冷，手脚凉
- 脱发，头发变稀少、干枯
- 低血压
- 水肿
- 皮肤干燥、苍白
- 便秘
- 头疼
- 性欲降低
- 不孕不育
- 月经紊乱、月经量增多
- 肌肉和关节酸痛、僵硬，关节肿胀
- 抑郁、焦虑
- 心率减慢
- 记忆力下降
- 舌体变大
- 声音嘶哑
- 面部、颈部水肿
- 经前期综合征
- 低血糖
- 胆固醇、甘油三酯增高

甲状腺素过多的表现如下：

- 多汗
- 怕热

- 腹泻或排便增多
- 手部细微震颤
- 神经质、易激动、焦虑
- 心跳加快、心悸
- 体重下降
- 食欲增加
- 容易疲劳、肌肉虚弱
- 注意力下降
- 月经紊乱、月经量减少
- 毛发焦枯
- 皮肤变薄
- 睡眠障碍

❖ 皮质醇：抵抗压力的天然激素

人生活于这个世界上，天天要面对各种各样的压力，如孩子升学、结婚，自己的升职、加薪，企业的业绩，家人的身体状况，家庭关系、同事关系、亲戚关系等，无时无刻不在影响着一个人的情绪及健康。人体中调节这种压力的天然激素就是皮质醇 (cortisol)。

皮质醇是由肾上腺皮层分泌的一种自体激素，还有人将其称为压力激素，因为人类在面临显著压力时就会产生更多这种天然激素，剧烈对抗活动时最明显。肾上腺分泌的皮质醇数量在一天各个时段均不同，呈现典型的昼夜规律：上午 8 时左右分泌达高峰，以保证人体有充足的精力应付日常生活及工作；之后，逐渐下降，午夜零时降到最低。皮质醇对机体的物质代谢、免疫功能和多种器官的生理功能具有十分重要的作用，如可以让脂肪与肌肉分解来增加血糖水平，具有抗炎及调节免疫作用，以及升高血压以增加组织灌注等。

皮质醇与其他天然激素不同，正常情况下有随年龄增长而呈现逐渐增加的趋势。这与血糖及血压随年龄增加呈一致关系。研究显示，从 20 岁到 80 岁，24 小时血浆皮质醇浓度平均增加 20% ~ 50%。这种升高与肾上腺对负反馈的敏感性降低有关。

人如果经常处于慢性压力及不健康的生活方式（饮食不良，嗜好烟、酒，睡眠及休息过少等），肾上腺就会一直处于紧张状态，分泌过量皮质醇来应对这种压力状态，会导致血糖升高、肥胖、肌肉萎缩、血压升高等表现。久而久之，肾上腺功能受到影响，无法代偿性分泌足量皮质醇，从而会诱发一种称为“肾上腺疲劳”的综合征。

肾上腺疲劳 (adrenal fatigue) 是多种征兆与症状的集合，也称肾上腺疲劳综合征。其发生在肾上腺功能低于必要正常水平时，女性发病人数明显多于男性。强烈或持久的压力是最常见的原因，此外还可以由急性或慢性感染引起，尤其是流感、支气管炎或肺炎等呼吸道感染。顾名思义，它最主要的症状是难以通过睡眠缓解的疲劳。肾上腺疲劳患者表面看起来很正常，并且没有明显的生理症状，但她会感觉不舒服、疲劳或有“灰色”感觉。肾上腺疲劳的人往往在早上需要用咖啡、浓茶、可乐和其他兴奋剂唤醒自己并支撑一天。

肾上腺疲劳会严重影响患者的日常生活，情况严重时，肾上腺功能会降低到让人每天难以起床。随着肾上腺功能不断降低，身体的每个器官和系统会进一步受影响。碳水化合物、蛋白质和脂肪新陈代谢，液体和电解质平衡，心脏和心血管系统，甚至性欲也会发生变化。还会发生许多生物化学和细胞层面的改变，以应对伴随肾上腺疲劳而发生的肾上腺激素减少。身体尽最大可能弥补肾上腺功能低下带来的影响，但会因此而付出健康代价。

在肾上腺满足不了应对压力的需要时，就会发生肾上腺疲劳。肾上腺通过调动身体反应（无论生理、心理还是情绪）应对每一种压力，这涉及控制能量的产生和储存、免疫功能、心率、肌肉功能和其他能让你应对压力的过程。无论是亲近的人死亡、失恋等情感危机，创伤、严重感染等生理危机，还是生活压力，肾上腺都会做出反应并保持动态平衡。如果反应不充分，就有可能经历一定程度的肾上腺疲劳。

在疲劳期间，肾上腺仍然工作，但不足以保持动态平衡，会因为过度刺激而致使激素分泌量减少。单次的强烈压力、慢性或反复压力积聚都会造成肾上腺过度刺激。

任何人在一生中的某个时段都会经历肾上腺疲劳，疾病、生命危险或持续困境都会汲干肾上腺资源。然而，有一些因素会让人更容易发生肾上腺疲劳，这包括生活方式不健康（饮食不良，滥用药物，睡眠和休息太少，压力太大等）、慢性疾病或反复感染、人际关系紧张和工作压力，以及贫穷和被监禁等无助感最容易让人发生肾上腺疲劳。

如果发现自己经常出现下面一个或多个症状，有可能是肾上腺疲劳：

- 莫名其妙的感觉疲劳。
- 在合理的时间上床睡觉，第二天早上仍然起床困难。
- 感觉疲惫不堪。
- 难以从压力或疾病中恢复过来。
- 渴望吃咸或甜味小吃。
- 在晚上 6 点以后感觉更清醒和精力充沛。

• 关节炎、癌症等慢性疾病都会给肾上腺施加压力。因此，慢性疾病和早上疲劳，都有可能是肾上腺疲劳的症状之一。

怎样判断自己是否有肾上腺疲劳呢？肾上腺疲劳发生在位于双侧肾脏上方的肾上腺。在大多数情况下，肾上腺疲劳开始于面对压力或情绪变化之后，或在面对过大压力时。肾上腺疲劳会在多方面给身心健康带来负面影响。因此在发现相关症状后应马上看医生做检查。

• 观察自己是否存在毫无缘由的极端生理疲劳。肾上腺疲劳的人甚至在睡眠几个小时以后仍然感觉疲惫不堪。他们在早上还难以醒来，并且上午 10 点之前不会完全清醒，然后在下午 2 ~ 4 点之间再次感觉疲劳。

• 精力是否有异常。肾上腺疲劳患者经常在早上 6 点左右精神焕发，然后在上午 9 ~ 10 点重新感觉疲劳，在上午 11 点至下午 1 点之间又开始感觉清醒，这就是所谓的精力异常。许多肾上腺疲劳的人因此更愿意在晚上工作。

• 是否对甜食或咸味食品特别渴望。肾上腺疲劳会导致对咸味或含糖量高食物的渴望，如巧克力和甜甜圈等。然而摄入太多含盐和含糖食品都会导致体重增加和其他健康问题。

• 看看自己是否难以胜任工作。肾上腺疲劳会让人感觉难以应对日常生活和工作。这些症状还会导致抑郁或不合群。

• 是否存在记忆力丧失或难以集中注意力等现象。肾上腺疲劳会让人变得健忘或糊涂。此外，患者还经常难以集中注意力。

• 是否难以应对压力。由于肾上腺疲劳患者的身体不能产生足够的皮质醇，因此会降低适当应对压力的能力。

• 注意体重增加情况。渴望吃咸或甜食以及精力不足会使肾上腺疲劳者体重增加。由于激素分泌不正常，体重通常会积聚在腹部，并因此增加心脏病风险。

• 是否经常患感冒和流感。肾上腺功能会在持续的压力下变得不正常，因此更容易受普通感冒和流感影响。此外，患者身体还难以从疾病中康复。

• 注意月经周期变化。女性肾上腺疲劳患者会经历严重的经前期综合征症状，并因此而增加情绪不稳定和食物渴望。此外，它还会导致月经失调。

• 其他症状还包括：低血压，消瘦，腹痛、腹泻，肌肉及关节疼痛，头晕、头重脚轻感，恶心与呕吐，性欲降低，紧张或持续战栗，发抖和怕冷。

消除与缓解肾上腺疲劳的症状，调节肾上腺功能非常重要，因为它负责分泌不同自身激素，并直接对身体健康产生影响。除了可以补充天然激素外，还可以借助于一些有助于消除肾上腺疲劳的饮食方法。

（1）少吃多餐：大多数人都知道每天应该吃三顿饭，尤其是早餐最重要。但对于肾上腺疲劳患者来说，一天三顿饭仅仅是最基本条件，每天 5 ~ 6 顿饭是最佳状态。应该避免因为长时间不吃食物导致的血糖水平起伏变化，这会给肾上腺造成压力。为了更有效克服肾上腺疲劳，最好每间隔 2 ~ 3 小时吃一顿饭。此外，这也是减肥的最有效方法之一。

（2）避免饮用含咖啡因、酒精和含糖饮料：这三种饮品在当今社会很流行，人们需要它们提神，帮助放松精神，但身体很容易对这些饮品产生依赖。如果希望肾上腺彻底恢复健康，就需要身体通过自然方式自我调节。确实需要提神的情况下，应该尝试更健康的替代方法，如适当运动和均衡饮食等。用全谷物、水果、蔬菜和水替代含咖啡因和含糖饮食。这些食物不仅能提供其他维生素和矿物质帮助促进能量水平，还不存在任何副作用。

（3）远离加工食品：快餐、罐头和方便面等食品对身体没有好处。现代快节奏生活使很多人不得不吃这类食物充饥，但现在已经有很多更健康的快餐配方可以帮助你保持健康。健康饮食的基本原则是尽量选择原始状态的食品。它们有助于身体获得更多营养。

（4）吃的方式正确：无论工作怎么繁忙，吃的方式正确始终是最基本原则。这意味着食物不仅要有营养，还应该咀嚼充分。在良好气氛下缓慢地吃饭，可以让食物消化得更充分。

（5）多喝水：不要低估水的作用。很多人意识不到自己处于脱水状态，没有任何东西可以代替水。很多饮料（如可乐、咖啡、橙汁饮料等）实际上是一些利尿剂。它们不是提供水，而是帮助消耗更多水。除了一些饮料中的咖啡因外，饮料包含的糖本身就可以导致肾上腺疲劳和体重增加。因此，养成每天大量喝水的习惯对健康很重要。

（6）采用克服肾上腺疲劳的营养补充剂：尽管通过食物可以获得健康肾上腺需要的营养素，但大多数人可能没有时间找到所有最好的食物或适当烹饪它们。这就需要营养补充剂的帮助。市场上有多种产品（含多种维生素），有些还是专为弥补肾上腺疲劳患者缺乏的营养素而设计的（添加了动物腺体提取物及具有调节作用的药用植物），可以根据自己的实际情况做出选择。

• 生长激素：让人年轻的天然激素

早在 19 世纪，西方科学家就发现人胚胎垂体提取液可以用来治疗矮小症。由于当时科技不发达，他们并不知道何种物质在起作用。直到 1956 年，科学家从人垂体中提取出人类生长激素 (human growth hormone，HGH) 的粗制品，并于1958年成功应用于垂体性侏儒症患者，生长激素才逐渐被广为所知。

随着基因生物技术的发展，从20世纪80年代开始，人类生长激素产量受限的瓶颈被打破，除了治疗矮小症之外，逐渐向其他领域扩展。1990年7月15日，美国科学家Daniel Rudman博士在《新英格兰医学杂志》发表了关于生长激素具有历史意义的文章，这是世界上第一个关于生长激素应用于老年人的临床试验。他们向61 ~ 81岁的12个男性连续注射了6个月的人类生长激素，通过与年龄相仿的对照组进行比较，发现在没有调节饮食与增加运动的情况下，瘦体重增加了8.8%，脂肪重量减少14%，肋骨骨密度增加了1.6%，皮肤厚度增加了7.1%，腰板更加硬实。这个结果的发表成了世界性新闻。

换一个角度分析上面的研究结果，人类生长激素可以明显让虚弱、大腹便便的身体重新变得强壮和年轻。

国际上有大量的动物及人体临床试验证实人类生长激素(HGH)具有以下重要作用：

- 减少身体脂肪
- 增加肌肉含量
- 提高性功能
- 增加皮肤厚度及弹性
- 促进头发生长
- 提高能量水平
- 修复器官与组织
- 促进伤口愈合

- 增强免疫力
- 增加骨骼强度及密度
- 增强记忆力
- 减轻抑郁、焦虑
- 降低血脂、血压
- 改善视力

生长激素分泌量随着年龄增加而减少，从 21 岁以后，每年逐渐减少，平均每 10 年减少 14%，60 岁时人的生长激素分泌量只有 20 岁时的一半，80 岁时只有 20 岁时的 1/5。正是这种自体激素分泌量的下降，导致了我们的青春开始逐年消逝。

现在已经有大量研究证实人在衰老过程中，机体组织合成蛋白质的能力普遍下降。正常成年人 40 岁之后，肌肉组织、肝脏、肾脏、脾脏、皮肤和骨组织的蛋白质合成减少，重量减轻，导致多种生理功能下降。人类生长激素是体内蛋白质合成的重要促进物，是整个生命周期中蛋白质合成的关键因素。研究显示，老年期生长激素分泌减少是蛋白质合成下降的主要原因之一。因此，通过提高老年期生长激素水平，逆转因衰老带来的蛋白质合成下降，可能会是一个延缓衰老的方法。

研究发现，长期使用人类生长激素具有降低心血管系统疾病发病率的作用，可以降低颈动脉内膜厚度，使心肌收缩力显著增强。生长激素可通过刺激成骨细胞的合成，影响骨的生长和矿化；还可以增加肌力，改善老年人肌肉纤维的组成，增强活力，改善情绪。

人体缺乏生长激素带来的影响如下：

- 皮肤：皮肤弹性下降、变薄，出现皱纹。

• 能量水平：精力及活力下降。

• 骨骼：出现骨质疏松，从而导致骨骼强度下降。

• 性功能：性欲、性满意度降低。

• 肌肉：变得松弛，肌肉体积减小。

• 脂肪：全身脂肪增加，尤其是腹部。

• 记忆力：开始出现减退。

• 心脏：收缩能力降低。

• 肾脏：功能开始退化。

• 免疫系统：免疫功能低下，疾病恢复时间延长。

• 头发：白发及头发稀疏。

• 血脂：总胆固醇、低密度脂蛋白及甘油三酯水平增高，高密度脂蛋白降低。

人类生长激素主要通过以下方面起到抗衰老作用：

• 提高免疫力。人类生长激素能使免疫系统恢复青春活性。研究发现，给哺乳动物注射人类生长激素后，可以使胸腺再生。位于胸骨后方的胸腺是免疫系统的重要组成部分。随着衰老的发生，胸腺变得萎缩，产生免疫细胞的能力下降，使人体容易遭受外来微生物的侵犯而发生感染，同时对基因突变的监控能力降低，肿瘤发生率增高。

• 改善心脏功能。人类生长激素可以通过降低身体脂肪含量、增加肌肉、增强心肌收缩力并降低血脂水平来帮助降低心脏病发病率。

• 促进骨形成。人类生长激素可以调节成骨细胞与破骨细胞的功能来增加骨密度，降低骨质疏松的发生率。

• 肺功能恢复。人类生长激素可以提高肺活量，增加肺泡活性使最大摄氧量升高，改善运动能力。

• 改善神经系统功能。人类生长激素可以促进睡眠，减轻焦虑与抑郁、环境压力水平，还可以改善记忆力下降及认知能力降低。研究发现，人类生长激素具有修复神经细胞的作用。

• 提高性功能。不论男性还是女性，性能力是评价人体衰老的重要指标。在经过人类生长激素治疗的人中，普遍反映性能力有明显改善。一项对 320 名老年男性的临床研究中，76% 的人在使用人类生长激素后性欲及性生活次数增加，62% 的人延长了勃起维持时间。

• 皮肤年轻化。人类生长激素可以明显增加皮肤厚度及弹性，使细小皱纹消失，深皱纹变浅，面部肌肉有轮廓感，面部脂肪减少，眼袋减轻或消失，使人看起来更年轻。

• 控制肥胖。人类生长激素可以增加机体新陈代谢速率，使身体可以燃烧更多的热量，从而减少身体脂肪，尤其是腹部脂肪，帮助重塑体形。

• 增强生活自理能力。由于人类生长激素可以降低疾病发生率，增加体力，改善记忆力及认知能力，因此能够使老年人的生活自理能力增强，生活质量提高。

脱氢表雄酮：人体的青春素

脱氢表雄酮 (dehydroepiandrosterone，DHEA) 主要是由肾上腺分泌的一种重要天然激素。DHEA 之前一直被大家忽视，但是近年来随着研究的逐渐深入，其保健功效已经逐渐被越来越多的专业医生所认可。有美国科学家认为，DHEA 是一种“让人衰老过程更缓慢的药物”。美国食品药品监督管理局 (FDA) 已经于 2016 年 11 月批准 DHEA 霜剂用于维持女性阴道润滑及预防阴道萎缩。

作为一种具有生理作用的天然激素及激素前体，DHEA 的下游是一系列的性激素，包括睾酮和雌激素，因此被誉为多向性“激素缓冲剂”。DHEA 也是女性绝经后最主要的雌激素源泉。肾上腺分泌的 DHEA 与皮质醇浓度与年龄有直接关系。研究发现，年轻时 DHEA 的浓度是皮质醇的 10 倍。而随着年龄增长，DHEA 水平逐渐下降，皮质醇水平逐渐上升。二者之间的比例出现明显下降。

正常情况下，25岁以后，DHEA的浓度逐年降低。不像其他激素，DHEA不容易受外界因素干扰，比较稳定。因此，天然激素疗法医生经常用 DHEA 硫酸盐 (DHEAS) 的水平来判断人体的衰老程度。

DHEA 具有弱雄激素的作用，在女性卵巢中，它可以增加卵巢对垂体激素的敏感性，增加卵泡数量，起到提高妊娠率的作用。因此，在世界各地的生殖中心，DHEA 已经成为常用的改善卵巢功能的保健品。

1998 年，发表在《美国老年学会杂志》的一项研究发现，在 60 ~ 80 岁的男性人群中，DHEA 高水平比低水平的人更年轻、更苗条、更健康，睾酮水平也更高。医学家认为，如果你想要保持身体的年轻状态，那你必须保持生理状态的年轻。这也就意味着要保持这些年轻化天然激素 (包括 DHEA) 的水平。

脱氢表雄酮 (DHEA) 具有以下抗衰老作用：

（1）增强性功能：男性及女性体内最主要的雄激素是睾酮。体内有游离睾酮及与性激素结合球蛋白 (SHBG) 相结合的结合睾酮两种形式。对性功能而言，主要是游离睾酮起作用。DHEA 可以对抗睾酮与 SHBG 结合，使体内的游离睾酮含量增加，雄激素作用增强，从而提高性功能。

DHEA 还具有双向调节作用：对男性而言，DHEA 能自动调节结合睾酮的含量，调节雄激素平衡而提高性功能；对女性来说，雄激素是女性维持性感觉的主要物质，其原理与雄激素可抑制阴蒂的萎缩，提高其敏感性，从而提高性快感有关。DHEA 除了可转化为雌激素，维持女性性欲及阴道的酸性抑菌环境和阴道壁的润滑外，还可以维持雌、雄激素平衡，增加性感觉。

（2）防治心血管类疾病：DHEA 在血液中的含量过低可导致心肌梗死，大大增加了老年人心脏病死亡的风险。动物实验显示，DHEA 水平高的动物比水平低的动物动脉粥样硬化斑块发生率下降 50%，DHEA 水平的高低与冠心病直接相关。

（3）代谢功能：DHEA 能调节人体的构成，减少肥胖者的脂肪细胞，降低体重，抑制纤维母细胞分化成脂肪细胞及脂肪细胞的生长，增加机体的蛋白质组分。在肥胖者和高血压患者的血浆中，DHEA 可下降到病理水平并产生对胰岛素的耐受。

（4）调节骨代谢：在正常绝经期前后的妇女其骨质内矿物质的含量与 DHEA 的含量成正比，女性 DHEA 水平越低，骨密度就越低，发展为骨质疏松的风险就越大。

（5）预防癌症：据多项医学研究报道，DHEA 可防止多种恶性肿瘤的发生发展，增强自然杀伤细胞 (NK 细胞) 杀灭癌细胞和病毒的能力。

（6）强化免疫功能：DHEA 可强化免疫功能，并能保护机体免受病毒感染所诱导的突变。口服 DHEA 可抑制系统性红斑狼疮抗 DNA 自身抗体的形成，并延长患者的寿命。DHEA 刺激 T 淋巴细胞释放白细胞介素 2，并抑制随年龄增长而增高的白细胞介素 6。

（7）强化大脑功能：大脑细胞能自我合成 DHEA。这说明 DHEA 有可能影响大脑的识别和记忆功能。医学实验证明，DHEA 确实可以增强记忆力，并有助于缓解抑郁及焦虑。DHEA 的减少可加速记忆丧失。动物研究显示，DHEA 可阻断莨菪碱和茴香霉素对记忆的损害作用。

（8）延缓衰老：年龄的增长使人进入 DHEA 的缺乏状态，所以补充 DHEA 对延缓人体衰老有着极为重要的意义。服用 DHEA 能增加血清中 IGF-1(胰岛素样生长因子)，改善整体的自我健康感觉。这种感觉来源于具有合成效应 IGF-1 的增多。除了对中枢神经系统的直接作用外，DHEA 还可通过增强新陈代谢使人体健壮。

7-Keto DHEA 作为 150 多种 DHEA 的终端代谢产物之一，被认为是最有保健价值的。除了 DHEA 的上述优点外，它没有雄激素活性，因此不会增加痤疮的发生，也不会继续转化为其他激素。7-Keto DHEA 可以增加产热酶的活性，从而促使脂肪燃烧。一项对 30 个超重成人的双盲临床对照实验表明，7-Keto DHEA 组平均体重下降了 6.3 磅 (1 磅 =0.454 千克)，而对照组只下降了 2.1 磅。在饮食与运动的配合下，7-Keto DHEA 可以让脂肪消耗加速三倍，同时对身体没有任何不良反应。

美国明尼苏达应用研究中心进行了一项证明 7-Keto DHEA 对老年男性及女性有健康作用的临床试验，在 4 周的时间内，每天服用两次 100 mg 的 7-Keto DHEA，结果发现研究对象的免疫功能得到了提升，血液免疫细胞及白细胞数增加，血压降低。科学家还给患有艾滋病的猴子喂食 7-Keto DHEA，发现这些猴子体重增加，免疫 T 淋巴细胞数增加了 5 倍，整体健康状况得到明显改善。这些都证实了 7-Keto DHEA 具有增加免疫力的作用。

❖ 褪黑素：抗氧化天然激素

多年以来，电视广告语“送礼就送脑白金”的狂轰滥炸让很多人都知道了褪黑素这种天然激素，也知道了褪黑素是帮助改善睡眠的一种保健品。确实是这样，褪黑素在协调人体适应昼夜周期过程中起到了决定性的作用。

褪黑素 (melatonin) 是由哺乳动物和人类大脑中的松果体产生的一种胺类激素，能够使一种产生黑色素 (melanin) 的细胞发亮，因而命名为褪黑素。它存在于从藻类到人类等众多生物中，含量随每天的时间变化而变化。人类褪黑素的分泌是有昼夜节律的：夜幕降临后，光刺激减弱，松果体合成褪黑素的酶活性增强，体内褪黑素的分泌水平也相应增高，在凌晨2—3点达到高峰；清晨天亮后，褪黑素的分泌逐渐减少。因此，夜间褪黑素水平的高低直接影响到睡眠的质量。

随着年龄的增长，松果体萎缩直至钙化，造成生物钟的节律性减弱或消失。特别是 35 岁以后，体内自身分泌的褪黑素水平明显下降，平均每 10 年降低 10% ~ 15%，导致睡眠障碍以及一系列功能失调。褪黑素水平降低、睡眠减少是人类脑衰老的重要标志之一。

从 1958 年褪黑素被发现开始，科学家们进行了大量研究。除了改善睡眠的作用外，褪黑素还是迄今为止发现的最强的内源性自由基清除剂。褪黑素参与了身体抗氧化作用，清除氧化过程中产生的过量自由基，防止细胞产生氧化损伤。在抗氧化方面，它的功效超过了已知的所有其他体内物质。最新研究证明，褪黑素是内分泌的高级指挥官，它协调体内各种内分泌腺的活动，从而间接地控制我们全身的机能。

老年人的松果体逐渐缩小，分泌的褪黑素相应减少，无法满足体内各器官的需要，导致老化而发生疾病。因此，有科学家称松果体为人体的“老化时钟”，并认为从体外补充褪黑素，便可以拨回老化时钟。

1985 年，科学家们进行了一个有趣的动物实验。他们用 19 个月大 (相当于人类 65 岁) 的高龄老鼠做实验。甲、乙两组老鼠的生活条件和食物完全一样，只是在甲组老鼠夜间饮水中添加了褪黑素，乙组的饮水中不加任何物质。最初，两组老鼠之间，看不出有什么差异。渐渐地，便出现了惊人的区别。乙组的老鼠明显衰老：身体上的大肌肉消失，外皮上满是秃毛块，出现消化不良并患了白内障。总之，这组老鼠全部显得老态龙钟，奄奄待毙。而有意思的是，每晚喝褪黑素水的甲组老鼠，活蹦乱跳地和它们的孙子辈的幼鼠戏耍，全身长着厚实的粗毛，容光焕发，消化良好，眼内也无白内障。

最后乙组老鼠的平均寿命在 24 个月 (相当于人类的 75 岁)，而甲组老鼠的平均寿命达 30 个月 (相当于人类的 100 岁)。

虽然后来也有其他科学家对这个实验的设计提出质疑，但另外的实验研究也证实了褪黑素的保健作用。例如，褪黑素能阻止或延缓人类乳腺癌细胞的生长，可以降低高胆固醇血症患者的胆固醇水平从而预防心血管系统疾病，可以增加老年女性的脱氢表雄酮 (DHEA) 及胰岛素样生长因子 (IGF-1) 水平，可以预防老年痴呆症、艾滋病、帕金森病、关节炎、糖尿病等，能提高免疫系统功能及性功能，每日补充褪黑素可以增加果蝇 33% 的寿命。

褪黑素还被经常用于治疗时差反应。如果在飞机上就按照目的地国家的入眠时间服用褪黑素，将很快使人融入当地生活。在这里，褪黑素能起到两方面作用：一是有助于你更好地睡眠，二是能快速重新调整你的生物钟。

因为目前褪黑素只是被当做一种保健品，市面上有形形色色的不同剂量、不同剂型的产品，但是它们的纯度没有保证。如果有条件，最好使用符合美国药典标准 (USP) 的微粒化褪黑素，剂量可以从 1 mg 开始，睡前 1 小时服用，根据身体反应可以逐渐增加剂量。

❖ 维生素 D：不仅仅是增加钙

一直以来，维生素 D 都被认为是帮助钙吸收的一种维生素。但是近期的研究显示，维生素 D 除了可以维持血钙平衡外，还有更多的健康保护作用，因此也被专业界认为是一种重要天然激素。

维生素 D 家族中最重要的成员是维生素 D2 与 D3。正常情况下，人体皮肤在接受阳光照射后会合成维生素 D。人体 90% 以上的维生素 D 都是由此而来，因此维生素 D 又称阳光维生素。只有当皮肤光照不足以产生足够的维生素 D 时，才需要饮食和药物补充来防止骨骼矿化不足。维生素 D 在钙吸收方面起着非常重要的作用。维生素 D 水平降低，儿童容易发生佝偻病，成人则容易发生软骨病与骨质疏松。研究显示，血液生物活性维生素 D 水平从 20 ng/mL 提高到 35 ng/mL，钙吸收率提高 65%。

随着社会的城市化、现代化水平不断提高，由此带来的大气污染、户外活动的减少、防晒物品的使用等均可导致日照量的不足，致使人群中维生素 D 缺乏的比例越来越高。美国的一项调查研究显示，约有 40% 美国女性存在维生素 D 缺乏问题。在笔者接触的更年期女性中，整体维生素 D 缺乏的比例高达 90% 以上。老年人皮肤生成维生素 D 的能力逐渐下降，70 岁以后将减少至年轻时的 1/4。

除了骨骼以外，维生素 D 还可以作用于身体多种器官细胞上，如皮肤、乳腺、垂体、甲状旁腺、胰岛 β 细胞、性腺、大脑、骨骼肌中的单核细胞、激活的 T 淋巴细胞及 B 淋巴细胞等。2011 年，美国医学研究院 (IOM) 在制订维生素 D 的膳食推荐摄入量时，明确指出，维生素 D 的许多非骨骼健康作用能防治以下疾病：

- 癌症及肿瘤：包括所有的癌症、乳腺癌、结直肠癌、结肠息肉、前列腺癌。
- 心血管疾病及高血压。

- 2 型糖尿病及代谢综合征 (肥胖)。
- 跌倒和身体活动能力 (生活自理能力) 缺失。
- 免疫应答：哮喘、自身免疫性疾病。
- 1 型糖尿病。
- 结肠炎、克罗恩病。
- 多发性硬化症。
- 风湿性关节炎。
- 系统性红斑狼疮 (感染性)。
- 肺结核。
- 流行性感冒、上呼吸道感染。
- 神经心理功能性疾病：自闭症、认知功能、抑郁症等。

中华医学会推荐的普通成年人剂量为 200 IU/d(5 μg/d)；老年人因缺乏日照及吸收障碍常有维生素 D 缺乏，推荐剂量为 400 ~ 800 IU/d(10 ~ 20 μg/d)，50 ~ 70 岁为 400 IU/d，70 岁以上者为 600 IU/d。这只是为了预防骨质疏松的剂量。国外医学分析表明，将维生素 D 摄取量增至 1000 IU/d 可能降低结肠癌和乳腺癌的患病概率达 50%。还有科学家建议人们每天维生素 D 的摄入量要在 2000 ~ 4000 IU 之间，甚至更高，以维持血清生物活性维生素 D 达到 30 ng/mL 以上。

❖ 缩宫素：爱的激素

除了产科医生外，其他人恐怕对缩宫素的了解少之甚少。缩宫素 (oxytocin) 又称催产素，是下丘脑分泌的一种天然激素，对于临产妇女，具有刺激乳腺及子宫的双重作用，对乳腺有促进乳腺泌乳的作用。缩宫素作用于乳腺内平滑肌，使其收缩产生压力，从而使乳汁排出腺泡进入导管和乳窦，吸吮时所产生的负压克服乳头括约肌阻力，使乳汁流出。缩宫素对非孕子宫作用很小，但是妊娠子宫尤其是妊娠末期对其敏感。由于缩宫素可使子宫强烈收缩，可减少产后流血，临床上常用于产后止血。

缩宫素还具有不被大多数人所知的作用。研究表明，哺乳动物的很多行为都会受到缩宫素的影响。它可以让新妈妈充满母性，成为孩子的保护神。缩宫素释放入血液后，除了影响子宫与哺乳外，还进入大脑中的特定区域，影响情绪、认知功能及社会行为能力。一项研究在观察了缩宫素神奇的多样化功能后认为，缩宫素具有强烈的吸引注意力的能力。这项研究显示，缩宫素通过放松、信任、心理稳定性来影响人的社会亲和力及情绪反应。另一项在 2012 年进行的称为“爱的激素”的研究显示，热恋情人的缩宫素水平明显高于单身者，并发现在最初的热恋阶段缩宫素水平最高。这种高水平可以稳定地持续 6 个月。由于以上的各种发现，缩宫素又被赋予“拥抱激素”“亲近化学素”“母性激素”“快乐激素”“情感因子”等称号。

因为缩宫素在促进亲密关系上的作用，它让个体表现出更多的亲社会行为。而缩宫素水平偏低则与抑郁症、焦虑及孤独症等精神疾病具有相关性。近年来的大量国外医学研究证明缩宫素在孤独症(自闭症)治疗方面具有积极的意义。2010 年开始，科学家就发现有证据支持这一理论。研究人员发现，缩宫素能暂时改变孤独症患者的移情和社会合作状态。加拿大 Holland Bloorview 儿童康复医院孤独症研究中心临床神经学家 Evdokia Anagnostou 回忆道:“人们变得相当兴奋。”

法国国家科研中心研究人员也通过试验发现，注射缩宫素能够显著缓解孤独症患者的症状。他们在美国《国家科学院学报》上报告说，科研小组给 13 名孤独症患者注射了缩宫素，这些患者具有正常的智力和语言水平，但无法主动参与社交活动。结果显示，在传球游戏等试验中，注射了缩宫素的孤独症患者社交恐惧感有所减轻，更喜欢与他人玩耍，表现得更自信。

最近的研究还发现，不管是男性还是女性，性行为可以刺激缩宫素的分泌。它可以促进勃起及性高潮。这种现象虽然还没有完全弄明白，但是专家推断可能的原因是性交过程中缩宫素能让子宫的活动性增强，从而可以帮助精子达到最终目的地，让女性受孕。

美国科学家还研究了为什么在性生活后伴侣之间愿意互相说一些情意绵绵的话，如第一次说“我爱你”，而在平时他们则不这样做，专家发现，缩宫素水平升高是其中的重要原因，并且性高潮与这种交流有相应的关系。经历性高潮的女性对伴侣的亲密感觉更强烈，专家也相信这种女性身体内部的缩宫素水平更高，性生活引起的缩宫素水平升高也提升了夫妻关系满意度。

动物实验显示，缩宫素具有提高性功能的作用，可以增加性欲、性唤起速度、勃起强度、性高潮能力及整体性满意度。研究者认为，缩宫素可能具有惊人的潜能，具有与万艾可（一种改善男性性功能的药物）相同的效果。

◈ 孕烯醇酮：天然激素之母

打开搜索引擎，输入“天然激素之母”，出来的答案可能告诉你是脱氢表雄酮(DHEA)。如果在10年之前，这也许是正确的，但是随着研究的深入，发现孕烯醇酮也具有一系列重要生理功能。孕烯醇酮才是当之无愧的“天然激素之母”。

孕烯醇酮(pregnenolone)是由胆固醇在细胞线粒体的作用下转化而来。它是合成孕酮、脱氢表雄酮(DHEA)、雌激素、睾酮等重要天然激素的原料。

但是，从20世纪40年代开始对孕烯醇酮进行的研究显示，它还具有很多保健功效。孕烯醇酮最早被用于患病或者面临巨大压力的人群，很快就发现它可以给人带来很多身体方面的利益，如增加注意力、改善身体及精神表现的功能。

孕烯醇酮是中枢神经系统中含量最丰富、生物活性最强的神经甾体激素之一。诸多研究资料表明，孕烯醇酮及其代谢产物在脑内发挥重要的病理和生理学效应，对于衰老、记忆减退等多种神经系统退行性疾病的临床治疗有重要意义。动物实验中，在给年老的小鼠喂食孕烯醇酮后，小鼠的记忆力及整体表现明显改善。现在已经知道特定的大脑细胞可以产生孕烯醇酮，服用补充剂后孕烯醇酮通过血液进入大脑，起到修复因疲劳、压力造成的脑细胞损伤。这也是为什么它可以提高记忆力及缓解压力的真正原因。

在年轻人体内有大量的孕烯醇酮，对其他天然激素起到了一个调和作用，可以消除其他激素带来的不良作用。例如，我们自身产生的糖皮质激素或者雌激素在特定时候可能是危险的，但是有了孕烯醇酮的中和作用，这些危险就可以化解。一个健康的年轻人不管服用多少孕烯醇酮都不会起作用，但是当一个人超过40岁并面临压力时，孕烯醇酮就会起到相应的作用。这是因为随着年龄增长，孕烯醇酮的分泌也逐渐减少，平衡其他天然激素的作用就会减弱。

另外有研究显示，孕烯醇酮还有治疗关节炎、缓解压力、预防肿瘤、治疗经前期综合征、平衡内分泌的作用，甚至被医生用于提高体育训练成绩。

总结一下，孕烯醇酮可以带来以下健康利益：

- 增加认知功能。
- 提高学习能力及记忆力。

- 促进深睡眠。
- 缓解精神分裂症。
- 改善情绪，缓解抑郁。
- 抗焦虑。
- 平衡免疫系统功能。
- 增强性欲。
- 降低酒精依赖及酒精摄入。
- 杀死大脑肿瘤细胞。
- 对大麻中毒者起到保护作用。

孕烯醇酮是一种非常安全的天然激素，根据不同个体情况每天可以使用5 ~ 100 mg。20世纪40 ~ 50年代的人体研究显示，即使每天的剂量达到500 mg，副作用依然比较罕见。常见的副作用是记忆力改变及嗜睡，不会影响体重、血压、心率、月经周期及血糖水平，在降低剂量或者停服后，症状很快消失。

◈ 胰岛素：不只是降血糖

众所周知，胰岛素是由胰岛 β 细胞分泌的调节血糖的天然激素。40岁以上的人周围或多或少都有患糖尿病的熟人或亲戚、朋友。你也可能经常在饭局上见到吃饭前偷偷跑到卫生间给自己肚皮上来一针胰岛素的人。这些患有糖尿病的人都存在胰岛素问题。

胰岛素的生理功能如下：

（1）安排糖分的储藏和使用：当血糖浓度升高时，胰岛素分泌增加，可以“命令”从食物中吸收进血液的糖分加速进入肝脏、肌肉等组织，并以糖原的形式储藏起来备用；同时又约束储存在这些组织里的糖原不能轻易溜回血液里，免得引起血糖过高。当血糖水平下降，机体需要糖原时，胰岛素分泌减少，可以使储存在“糖库”里的糖原重新回到血液里为身体提供能量。

（2）帮助脂肪的合成和储存：胰岛素可以促进肝脏合成脂肪酸，使甘油三酯合成增多，极低密度脂蛋白合成增快。它还可以抑制脂解酶的活性，从而抑制脂肪的分解。在这一作用下，胰岛素可以把体内一部分多余的糖分赶入脂肪组织里，并将这些糖分转化成脂肪储藏起来。同时，胰岛素也不让脂肪组织随便分解成葡萄糖。

（3）帮助蛋白质的合成：胰岛素可以促使食物中的氨基酸进入组织细胞内，加速 DNA 和 RNA 的生成，使蛋白质合成增加，从而有利于细胞的生成与组织的修复。因此，胰岛素又被称为同化激素。胰岛素还可抑制蛋白质的分解，使组织细胞释放入血的氨基酸减少。

最常见的 2 型糖尿病患者的胰岛素水平往往并不低，但是因为外周组织、器官 (如脂肪、肌肉、肝脏) 对胰岛素的敏感性下降，使胰岛素的作用得不到充分发挥，使得患者血糖增高，并因为持续高血糖造成组织、器官破坏，引发一系列疾病。

多囊卵巢综合征 (PCOS) 患者占到育龄女性的 10%，也是最常见的妇科内分泌疾病。其发病重要原因就是胰岛素不敏感，或者称为胰岛素抵抗。这类患者的胰岛素水平往往偏高，并使肝脏产生性激素结合球蛋白 (SHBG) 的能力下降，使其结合雄激素的能力降低，造成雄激素偏高的症状，如多毛、痤疮、月经不调、脱发等，并因为血胰岛素高的原因引发肥胖。

胰岛素促进脂肪合成、储存的作用使胰岛素偏高的人体重超出正常范围，这也是很多糖尿病患者担心注射胰岛素后体重增加而不愿意使用的原因之一。但正因为胰岛素可以增重的这一特点，国外有不少医生使用胰岛素为因厌食症及疾病导致极度消瘦的患者来增加体重。又因为胰岛素具有促进蛋白质合成的作用(体重增加不单纯是脂肪，也包括肌肉组织)，这种治疗已经取得了非常好的效果。

4. 整形医生做不到的，天然激素可以做到

随着美容整形技术的提高及女性消费观念的改变，整形尤其是微整形已经成为女性日常生活的一部分。整形医生通过填充、切除、拉伸、抽取等方法对皮肤及身体进行改变，以期通过最小的创伤达到抚平岁月痕迹的效果。整形操作具有见效快的特点，深受女性朋友们欢迎。

针对衰老造成的皮肤及体形变化，整形手术也有它的短板，只解决了衰老的结果，而没有对造成衰老的原因进行干预，这就导致了整形效果不能长久保持。人在衰老过程中不仅仅发生外表的变化，更重要的是内部组织、器官的变化。一个开了20万公里的汽车，可以很容易通过钣金、重新喷漆等手段让外表焕然一新，但是要让它像新车一样重新上路，必须要对发动机等重要部件进行保养维护，这样才能达到内外的一致性。

年轻不仅仅表现在脸上，拥有旺盛的精力，满意的性生活，婴儿般的睡眠，标准的体重，富有弹性的皮肤，身体不被各种疾病困扰，这才是整体年轻的表现。以上这些，天然激素都可以做到。对于更年期女性，如果在进行面部整形操作的同时配合天然激素调理，会起到意想不到的整体年轻化效果。

5. 为什么要采用个性化的天然激素疗法

吴女士今年46岁了，作为高三班主任的她工作非常忙，除了正常上课外，还要陪学生们晚自习，每天回到家都要接近9点。最近半

年来她开始莫名其妙地发脾气，平时根本不在意的小事现在都能让她烦恼半天。连学生们都在悄悄说，吴老师可能到更年期了，可不能惹她生气。

除了脾气变化外，吴女士的睡眠质量也变得很差，半夜醒来经常一身汗，之后就无法入眠了。整个白天人非常疲惫，正常的月经规律也发生了变化，有时三个月才来一次，但有时一个月能来两次。刚开始她还想挺着等学生毕业后再去看医生，但是要好的同事看到她这个样子，都劝她马上去。到医院后，医生让她抽血做了化验，结果出来后告诉她现在已经进入更年期，并给她开了雌激素类药物。

吴女士在服药半个月后，并没有经历同事所说的症状缓解，反而还有继续加重的趋势，她沉不住气了。正好有个学生家长是内分泌科专家，于是她把化验单及上次的病历捎给了这个专家。专家告诉她，其实吴女士现在的问题不是缺少雌激素，而是因为不排卵造成的孕酮缺乏，现在单纯补充雌激素肯定解决不了问题，并建议她使用天然孕酮。不出所料，在开始应用天然孕酮后不久，吴女士的更年期症状逐渐缓解，她又能以饱满的精力陪伴学生们一起度过他们人生的重要阶段。

从上面这个例子可以很明显地看出来，虽然不同个体之间的临床症状相同，但是其原因可能是千差万别的。如果都采取同样的方案，可能会出问题。很多不同的疾病可能都有着相同或者类似的症状，例如：更年期综合征、甲状腺疾病、肾上腺疾病、癌症等都可以使人容易疲劳；更年期综合征、神经精神疾病、甲状腺疾病都可以引起失眠；更年期综合征、甲状腺疾病、精神疾病、下丘脑及垂体疾病、子宫疾病、卵巢疾病、内分泌疾病等都可以引起月经紊乱。这时就需要由有经验的医生，根据详细问诊、检查、血液检测来进行综合评价，制订个性化的治疗方案。

另外，每个不同的个体因为体重不同、生活及运动习惯不同、生育情况不同、既往疾病情况不同，即便是同样的治疗方案，产生的效果可能也会有很大的差异。这就需要医生根据具体个体情况，在总体治疗原则相同的前提下，使用不同的剂量及剂型，并根据身体反应及时进行调整，这样才能达到健康利益的最大化。例如，同样都是雌激素缺乏的两个更年期女性，对于有家族血栓疾病史的人就需要使用经皮吸收或者舌下含化的天然雌激素；而对于没有家族疾病史，但是有高胆固醇血症的人则应使用口服的天然雌激素。

暂且不谈市售的激素产品是否天然或者是生物一致性的，就拿剂量来说，大批量生产的商品为了降低成本，通常只生产单一剂量的产品。但是，这种标准剂量可能对于很多人来说并不适合，于是医生经常让患者自己回家把药片掰开。激素产品往往都是很小的片剂或者胶囊，在分开的过程中，肯定会造成剂量的不精确，从而影响到治疗效果。

由此可以看出，找出疾病发生的原因非常关键，选择合适的剂型及恰当的剂量同样也非常重要。除了要找到有经验的天然激素疗法医生外，个性化的天然激素定制就可以解决这个问题。不仅可以自由选择口服、涂抹、滴剂、舌下含化等剂型，还能根据需要把几种成分混制在一起，减少服用频次，同时剂量可以精确到 0.1 mg 以下。

在美国还有一些定制药房或医药公司把天然激素加工成小球型 (pellet)，通过皮下植入的方式让天然激素缓慢、稳定释放入血液循环中。这种方法的优点是一次操作可以维持 3 ~ 6 个月时间。但是缺点也比较明显，目前只能植入雌激素及睾酮（性激素），其他激素如天然孕酮、天然甲状腺素、脱氢表雄酮 (DHEA) 等还需要通过口服或者涂抹的方式每天应用；一旦植入后就无法取出，如果在此期间发生了不适合进行激素调理的身体情况时就会比较麻烦；植入后剂量就无法调整，特别是超量后，会给身体带来潜在风险；如果手术操作不当，可能会发生身体排斥或者明显的异物感。在选择这种方法时一定要咨询专业天然激素疗法医生，提前权衡利弊。

个性化天然激素疗法的优势显而易见，但是因为这种方法牵扯到的操作比较多，费用也比普通治疗高不少，这也成了大规模普及的一个瓶颈。更年期朋友需要根据自己的具体情况进行选择。

6. 如何开始你的天然激素保健疗法

如果你是一个 40 岁以上的热爱健康、希望自己身体维持在年轻状态的女人，如果你正在经历潮热、出汗、月经失调、性欲低下、疲乏、失眠、经常泌尿生殖系统感染、体重增加、抑郁、情绪变化等典型的更年期症状，如果你已经绝经，即便是没有任何症状，那么你可以关注一下天然激素保健疗法。

天然激素（生物一致性激素、类生物激素）是与人体自身分泌的激素从分子结构到生理功能完全相同的物质，也被西方国家称为人体的“超级营养素”。在人体自然衰老的过程中，绝大部分激素的分泌都出现了下降及组织、器官对激素的敏感性下降，各种不同激素之间的平衡关系被打破，导致激素对细胞的影响能力降低。身体出现代谢速率下降、免疫及排毒能力衰退，并由此引发整体功能障碍及老化性疾病的发生。

近一个世纪以来大量的科学研究显示，激素失衡是衰老的根本原因之一。

数百万病例临床研究的经验教训也提示化学合成激素会对健康带来风险，而通过补充天然激素可以帮助人体抵抗衰老及预防疾病。在世界范围内，尤其是西方国家，天然激素疗法已经与合理运动、健康饮食、营养补充等一样，成为女性公认的“抗衰老秘笈”。

在开始天然激素疗法之前，寻找一个有经验的医生非常关键。他不是通常意义上医院里治疗疾病的医生，而是在天然激素抗衰老及疾病预防方面具有大量基础、临床造诣的专家。因为现有的医疗体系是以“疾病诊治和医疗干预”为主的健康保障体系，而不是防患于未然的“强身健体和预防干预”为主的健康体系。曾经看过西方一个关于医生的笑话：有个患轻感冒的患者去看医生，医生说他治不了这种病。后来病情加重了，医生还说治不了。患者就问医生到底能治疗什么病。医生回答说，等你的病继续加重，到了肺炎的程度，我就知道怎么给你治疗了。这个笑话也反映了当今的医疗现状。在没有到能明确诊断的程度时，医生不会轻易给出治疗方案，不管患者自我感觉多么严重。更年期女性是最明显的例子。关于如何寻找这种医生，读者可以参看《抗衰老的真相：孙涛医生告诉你》相关章节。

在见到天然激素疗法医生之前，他的助理会让你填写一份关于激素平衡情况的调查问卷，里面包括各种症状及生活习惯的调查，填写完成后会得到相应的分数。见到医生后，他会向你详细了解健康情况、疾病史、家族史、症状的具体描述，例如是否有失眠、入睡困难、易醒、睡眠浅、早醒、多梦等。这些对医生制定下一步的天然激素调理方案非常重要。有些人可能会说，既然都需要进行激素水平检测，直接看结果不就行了吗？如果真的是这样，那就可以直接开发一套电脑程序，把数据输入后，系统自动出来方案，根本就不需要医生了。实际上，检测结果只是一个参考，医生的综合分析才是最关键的环节。世界天然激素抗衰老之父、美国著名内分泌专家尼尔教授经常说，天然激素疗法医生治疗的是你的症状，而不是你的化验指标。这也是为什么不少人化验指标都很正常，但是自己还感觉非常难受的原因。

虽然检测指标是天然激素疗法医生的参考之一，但是也可以从中发现很多健康问题，因为天然激素疗法需要的检测指标要多于普通体检，主要包括以下内容：

• 性激素六项。包括 FSH(促卵泡激素)、LH(促黄体生成素)、E2(雌二醇)、P(孕酮)、T(睾酮) 和 PRL(垂体泌乳素)。在月经周期不同时段采集样本可以分析脑垂体功能、卵巢储备功能、受孕能力、排卵能力及黄体功能。

• 抗苗勒管激素 (AMH)。不受月经周期及药物的影响，可以在月经周期的任何一天抽血检测。AMH 能够早期、客观、稳定、准确地评估女性的卵巢功能。

• 性激素结合球蛋白 (SHBG)。又称睾酮 – 雌二醇结合球蛋白，SHBG 是运载性激素的载体，与血浆性激素相互作用并相互调节，在性激素的转运、作用和代谢等方面均起重要作用，具有较重要的生理和病理意义。临床上血 SHBG 浓度可用于了解外周性激素的活性，特别是雄激素的活性和敏感性，也可用于辅助分析某些其他激素的代谢紊乱，具有较广泛的用途和较高的实用价值。如果不能检测游离睾酮，还可以用公式通过总睾酮及 SHBG 水平换算出游离睾酮指数，间接推断游离睾酮水平。

• 甲状腺功能。一般检测甲状腺功能五项，包括甲状腺素 (T4)、三碘甲状腺原氨酸 (T3)、促甲状腺激素 (TSH)、游离 T3(FT3)、游离 T4(FT4) 的测定。因为 FT3 是最终起作用的甲状腺素，因此除了 TSH，天然激素疗法医生比较重视 FT3 水平。

• 硫酸脱氢表雄酮 (DHEAS，DHS)。这是一种弱雄激素，是评价整体衰老的重要指标。由于脱氢表雄酮水平不稳定，一般检测其稳定代谢产物硫酸盐的水平。

• 皮质醇 (Cor) 及促肾上腺皮质激素释放激素 (ACTH)。它们是评价肾上腺功能及垂体功能的重要指标。皮质醇呈现昼高夜低的规律，抽血需要注意时间。国外通常采用测量不同时间段唾液皮质醇水平来进行评价。

• 生长激素 (GH) 及胰岛素样生长因子 (IGF-1)。生长激素随年龄增长分泌逐渐减少，也是评价整体衰老程度的重要指标。但是由于生长激素呈脉冲式分泌，水平差异很大，通常检测生长激素刺激肝脏产生的 IGF-1 来评价，其水平比较稳定。

• 游离睾酮 (FT)。睾酮不仅是男性激素，也是重要的女性激素。性激素六项里面的总睾酮由于绝大部分与性激素结合球蛋白 (SHBG) 及白蛋白结合，并没有生理功能，而游离睾酮才是真正具有生理活性的雄激素。

• 空腹胰岛素 (INS)。可以发现是否存在胰岛素抵抗及潜在糖尿病风险，尤其是针对体重高于正常的人群。

• 25 羟基维生素 D(25-OH Vit D)。已经被大量研究证实维生素 D 具有重要生理功能。25 羟基维生素 D 包括 25 羟基维生素 D2 及 25 羟基维生素 D3。其中，25 羟基维生素 D3 来源于内源性生成、动物源性食物及维生素 D 补充，25 羟基维生素 D2 来源于植物性食物或维生素 D 补充等外源性途径。

• 淋巴细胞亚群。它是检测细胞免疫和体液免疫功能的重要指标。它总体反映机体当前的免疫功能、状态和平衡水平，并可以辅助诊断某些疾病，如自身免疫病、免疫缺陷病、恶性肿瘤、血液病、变态反应性疾病等，也是反映胸腺功能的指标之一。

• 糖化血红蛋白 (HbA1C)。平时所进行的血糖测定仅仅反映了检测当时的血糖变化，而糖化血红蛋白的测定可以让人看到在过去 2 ～ 3 个月时间内的整体平均血糖情况，以便排除因血糖不稳定造成的漏诊。

• C 反应蛋白 (CRP)。它是反映身体内部炎症情况的指标。CRP 直接参与了炎症与动脉粥样硬化等心血管疾病，并且是心血管疾病最强有力的预示因子与危险因子。相比于低密度脂蛋白，CRP 预测心血管疾病的能力要强 10 倍。

• 同型半胱氨酸 (Hcy)。血浆 Hcy 水平随年龄增加而上升，且男性 Hcy 水平明显高于女性，45 岁以上者升高尤为明显。绝经前女性的 Hcy 浓度通常比男性低 20%，绝经后则升至同龄男性的水平。同型半胱氨酸血症是作为一种独立的动脉粥样硬化因素，因此一般认为是冠心病的强有力的预测因子。

• 肿瘤标记物。筛查有无潜在的癌症风险。

• 血液生化指标。包括空腹血糖、肝脏功能、肾脏功能、血脂等项目，以了解身体整体健康情况。

• 血常规。了解体内炎症、有无贫血及出血性疾病倾向。

• 微量元素。在激素代谢过程中起到重要作用，如果微量元素缺乏也会引发激素失衡。

• 重金属。研究证明重金属沉积会给健康带来很大影响，会诱发心脏病、癌症等。但由于重金属都是沉积在骨骼上，在血液中非常少，除非通过某些方法让重金属从骨骼上游离出来 (例如螯合方法)，这样才能检测出真正的重金属水平。美国已经有实验室可以通过尿液检测重金属浓度，极大地方便了标本采集。

• 乳腺检查。可以通过钼靶、B 超及医生触诊等手段排除乳腺疾病。

• 妇科检查。通过宫颈涂片、经阴道 B 超等检查排除子宫内膜增生、子宫肌瘤、卵巢囊肿等疾病。

7. 使用天然激素后身体会出现什么反应

笔者朋友马先生的母亲已经 79 岁了，身体还比较硬朗，但是最近反复发生的泌尿系统感染却愁坏了她。不光有尿急、尿频，还伴有不能憋尿、尿失禁，厉害的一次还出现了血尿。每次去医院就诊，医生只是给静脉输注抗生素消炎，用药后除了尿失禁，其他症状倒是很快就能缓解。不过一旦停药，不久后同样的症状还会发生，最多时一个月发作了 5 次，让老太太本人及家属承受了很大压力。

在一次聚会上，马先生咨询笔者这种情况应该如何处理。笔者在详细了解病情后，告诉他这是泌尿生殖系统萎缩的一个典型并发症，根本原因在于雌性激素的缺失，建议给她母亲使用小剂量天然雌激素。

笔者给她定制了相当于普通剂量 1/5 的天然雌激素及孕酮，包括舌下含化片及外阴局部霜剂。在使用了一个月后，患者尿失禁减轻，尿路感染没有继续复发；三个月后，尿路感染依然没有复发。

在保证安全性的前提下，天然激素疗法的效果可能是大家最关注的问题之一。毕竟谁也不希望花冤枉钱，更何况天然激素疗法还不便宜。并不是所有的人群都适合进行天然激素调理，但是对于存在激素失衡及激素缺乏的人来说，天然激素平衡疗法带来的正面作用是比较明显的。不像其他抗衰老方法的效果需要靠碰运气一样，在有经验的天然激素疗法医生眼里，在对经过严格筛选的客户进行调理之前，就可以预测未来的身体变化。这种变化包括短期可以看到的症状改善及后期预防已知重大疾病的能力。天然激素可以对身体健康带来的益处包括：

- 皮肤弹性、厚度、紧致度、水分增加，细小皱纹减少，深皱纹变浅。
- 脱发减少，头发密度增加。
- 牙龈萎缩改善。
- 帮助维持正常体重、减少身体脂肪，增加瘦体重，保持优美体形。
- 更好地维持肌肉体积及强度，预防肌肉萎缩。
- 乳房体积、紧致度增加。
- 恢复正常月经。
- 增加性欲，提高性敏感度，改善性满意度。
- 维持阴道酸碱平衡、湿润度及弹性，预防阴道干涩及萎缩。
- 预防泌尿生殖系统感染及尿失禁。
- 增加集中精力、能力、记忆力及认知能力，提高思维敏锐度。
- 预防老年痴呆症。
- 缓解抑郁、焦虑。
- 改善精力，消除疲劳感。
- 维持良好睡眠。
- 消除潮热、盗汗。
- 消除肌肉、关节疼痛。
- 改善骨密度，降低骨质疏松风险。

- 改善血脂水平。
- 维持正常血压及心脑血管健康，预防脑血管病及冠心病发生。
- 预防子宫内膜癌及乳腺癌。
- 预防结直肠癌。
- 帮助维持正常血糖。
- 提高机体免疫力。
- 预防青光眼及黄斑变性。
- 增加新陈代谢速率。
- 增强身体抗氧化、清除自由基及排毒能力。
- 协助干细胞的生长及分化。

8. 停用天然激素后会不会引起反弹

虽然专家建议可以长期进行天然激素调理，但是出于经济、家庭变故、身体情况变化、手术、外伤等原因，也有部分人在应用一段时间后停止继续使用天然激素。他们有一个共同的问题是，我在使用过程中感觉身体重新恢复到年轻时的状态，那么停用后会不会出现反弹，反而加速衰老的进程呢？

这是一个非常有意思的问题，笔者常常在临床工作中听到这样的提问。笔者经常用一个形象的例子来比喻，在这里与大家一起分享，希望能有所帮助。

> 如果把人体内部激素水平比作一壶具有温度的水，20 岁时的温度最高，为 100 ℃，30 岁为 80 ℃，40 岁为 60 ℃，50 岁只剩下 42 ℃，55 岁以后只有 30 ℃。天然激素疗法的目的就是希望能把 55 岁时的 30 ℃通过平衡激素的方法加热恢复到 30 岁的 80 ℃，甚至 20 岁

的 100 ℃。这时身体的机能虽然不能完全像那个年龄一样，但肯定已经得到了明显的改善。这时仅需要持续用小火维持这个温度即可，身体机能也能保持在这种状态。如果此时把火撤掉，水温会慢慢下降到原来正常的温度，不会继续下降。

更年期尤其是绝经对健康带来的影响已经非常清楚，包括短期的器官萎缩改变及长期的潜在的重大疾病发生(癌症、心肌梗死、脑血管意外、骨折、老年痴呆症等)。50 岁开始使用天然激素并持续到 55 岁，这时停用天然激素，你的身体至少还会停留在 50 岁的水平，各种器官萎缩，如外阴、阴道萎缩，乳腺萎缩，皮肤萎缩(皱纹增多、弹性降低、皮肤变薄)等不会出现。你会在这个基础上逐渐衰老，或者换句话说，你已经比你的同龄人赢得了至少 5 年时间，在别人已经显现明显衰老时，你才刚刚开始。当然如果应用更长时间的话，这种差异会更明显，可能同龄人已经住院或拄上了拐杖，你还能天天出去爬山、郊游。

美国和欧洲大量的临床研究已经证明了天然激素的安全性、有效性及对健康的长久效益。在专业医生的指导下，天然激素可以长期使用。现在就去找一个专业医生，开始你的天然激素健康旅程吧!

9. 有子宫肌瘤、乳腺增生可以使用天然激素疗法吗

子宫肌瘤、乳腺增生是女性常见的良性疾病，内分泌紊乱是此类疾病的重要原因之一。接近 80% 的子宫肌瘤患者年龄在 35 ~ 50 岁之间。也有研究表明，女性生育期间随着年龄的增大，子宫肌瘤患病率也逐渐增加，40 岁左右的女性子宫肌瘤患病率最高。而乳腺增生一直以来都是女性乳腺系统高发疾病之一，其在乳腺健康体检中的检出率约为 43.63%，占乳腺疾病的 80% 左

右。研究还发现，乳腺结节与子宫肌瘤的发生有一定的相关性，提示这两种疾病间具有一定关联性。

大家可能经常在日常生活中听到有些女性朋友说，她有子宫肌瘤或乳腺增生，医生告诉她要避免使用雌激素类药物及富含植物雌激素的食物，连豆制品都尽量不要吃。这样的说法有道理吗？估计这也是女性比较关心的一个问题。

子宫肌瘤及乳腺增生的发病机制至今还不是太清楚，但是经过对大量患有此类疾病的女性与正常女性对照研究发现，对这类疾病的发生或生长起作用的危险因素是多方面的，并且多个因素之间互相影响。这些因素可能通过影响雌激素、孕激素水平和其代谢而起作用，但也可能通过其他机制发挥作用，例如初潮年龄小、未生育、肥胖、精神压力、月经紊乱、痛经等都能增加发病率。

雌激素与孕酮比例的失衡及雌激素代谢产物与子宫肌瘤、乳腺增生的发生有密切关系。如果单纯说激素水平高导致了疾病发生，为什么怀孕期间雌激素、孕激素水平那么高，反而不发病呢？40 岁以后卵巢功能下降，容易发生雌激素、孕激素比例失衡，尤其是孕酮水平的降低不足以抵消雌激素的增生作用，这可能是导致疾病发生的重要原因。另外，前文雌激素部分也提到过，人体内雌激素分为雌酮 (E1)、雌二醇 (E2)、雌三醇 (E3)。年轻时，雌二醇的浓度高于雌酮，随着年龄增长，雌酮水平逐渐升高并超过雌二醇，出现比例倒置，而研究表明雌酮对身体可能有潜在风险；在怀孕期间，雌三醇浓度是女性一生中最高的阶段，雌三醇对女性的健康保护作用也被很多研究证实。这也是孕期女性不易发生子宫及乳腺疾病的原因。

可以看出，子宫肌瘤、乳腺增生的发生与雌激素、孕酮的比例失调有关，而天然激素疗法恰恰是帮助人体平衡激素的方法，通过恰当补充雌三醇、雌二醇、天然孕酮等，使身体的激素水平重新恢复到年轻时的状态，不仅不会诱导及加重疾病的发生发展，反而可以起到预防、缓解甚至消除疾病的作用，这在大量的天然激素疗法临床案例中已经得到了广泛的证实。

10. 使用天然激素疗法后会不会发生乳腺癌

虽然心脑血管疾病是现代人首要的致死原因，但好像人们并不是太在意冠心病带来的生命风险，而癌症在人们心中的阴影占比更大。女性非常关心天然激素疗法会不会增加乳腺癌风险。这种疑问来源于 1992 年开始的美国女性健康启动研究 (WHI)。WHI 的研究目的是观察使用妊马雌酮 (一种从怀孕母马尿液中提取的结合雌激素，CEE) 及化学合成孕激素 (MPA、安宫黄体酮、醋酸甲羟孕酮) 对绝经后妇女心脏病、乳腺癌、结肠癌、骨质疏松症等的患病风险和健康效益的影响。

2002 年，WHI 的一个分支研究由于观察到在使用结合雌激素及化学合成孕激素后乳腺癌、心脏病、脑中风的发病率明显升高，而结肠癌及骨质疏松症的发病率明显降低。经过综合考虑后，科学家终止了临床试验。这个研究结论通过媒体不负责任地大肆渲染后，引起了社会的恐慌。

但是后续的科学分析发现，上述研究针对的是平均年龄 63 岁的老年妇女，其中 50% 合并有心血管病或其他危险因素，并且都是在绝经后晚期 (平均绝经后 13 年) 使用，而年龄本身就是老年慢性病的一个重要危险因素。

而在 WHI 另外一个单纯使用妊马雌酮，而不添加化学合成孕激素的研究组，乳腺癌发病率非但没有升高，反而比对照组低。此外，英国百万妇女研究 (MWS) 也显示了类似的结果。这些结果均提示，化学合成孕激素是增加乳腺癌风险的重要原因。

现有的数据提示，天然微粒化孕酮具有上调抗癌基因活性及诱发乳腺癌细胞凋亡的作用。实验表明，高孕酮浓度可以抑制乳腺癌细胞的增殖。女性在怀孕后期抗乳腺癌作用达到顶峰，而这时的孕酮水平最高。

2012年，对WHI研究结果的再分析认为，更年期早期开始治疗带来的健康利益远远大于风险，可以降低60岁以内女性30%的死亡率；化学合成孕激素可以增加各种疾病风险，更年期女性尽量不要使用。

2012年10月，在著名医学期刊《英国医学期刊》(BMJ)发表的针对1006名绝经10年内女性的激素治疗研究结果显示，经过10年的天然雌激素(E2)治疗，绝经早期女性的死亡风险率及心肌梗死、心力衰竭发病率显著降低，没有出现任何癌症、脑中风及静脉血栓发病率增高的现象，甚至在研究结束后的6年，这些健康保护作用依然存在。

《中国更年期妇女保健指南》也指出，中国妇女乳腺癌发病特点不同于美国白色人种。中国妇女乳腺癌发病率低，年轻化，发病峰值年龄在40 ~ 50岁；美国白色人种妇女发病峰值年龄在70 ~ 80岁。中国妇女开始进行激素干预时，已经过了乳腺癌高发年龄，更不会增加这种风险。同样是亚洲人的泰国女性数据可以起到参考作用。泰国女性更年期采用激素干预的比例接近30%，但是乳腺癌的发病率甚至还略微低于中国，而同期中国更年期女性接受激素干预的比例尚不到1%。

大量权威研究都提示，生物一致性激素对健康带来的利益较高，至今为止已经有超过15个国际女性健康组织提倡在早期开始天然激素治疗。而天然激素疗法由于没有使用化学合成激素，并在配方中使用了从十字花科蔬菜中提取的有预防乳腺癌作用的吲哚-3-甲醇及二吲哚甲烷(DIM)，在平衡了身体内部激素比例的同时提高了机体免疫能力，可以降低各种疾病的发生率，其中就包括女性最关注的乳腺癌。

11．市面上常见的激素保健品可以使用吗

随着近些年来消费者保健养生意识的增强，除了化妆品外，各种类型的保健品也令人眼花缭乱，很多还宣称自己的保健品在激素平衡方面具有特殊功效，而且还诞生了一种在国际上都找不到出处的神奇植物——狄伟草，让消费者不明就里。

世界上各个国家历来对药品的监管非常严厉，但是对于食品、营养补充剂 (保健品) 的监管就不那么严格。市面上那些宣称效果非常好的保健品往往（有可能）会非法添加西药成分，如壮阳产品里面添加的西地那非，降糖产品里面添加的二甲双胍，骨关节产品 (包括自配的中药膏药) 里面添加的扑热息痛等。真正起作用的是里面的西药成分，而他们宣传的主要保健成分其实大多数是幌子。

对于绝经后的女性，由于雌激素匮乏造成子宫内膜菲薄，由此导致月经消失。要想恢复月经，一个必要条件就是体内需要一定量的雌激素水平，不管这种雌激素是天然的还是化学合成的 (绝经后服用化学合成避孕药也可以来月经)。对于宣称能恢复绝经后女性月经的产品，不论是口服的还是外用的，里面一定含有雌激素成分。但是对于保健品来说，里面添加的到底是什么，剂量是多少，消费者无从得知，这给健康带来极大的潜在风险。

希望女性朋友在读完这本书后，能睁大眼睛，不要轻信非医疗专业人员的推销。激素是一个非常专业的药品，如果用好了，它是灵丹妙药；如果用不好，它就会带来风险。只有经过严格训练的激素专业医生才可以很好地把

握这个度。

当然也不能把更年期保健品一棍子打死。某些经过大量临床验证的药用植物中的提取物如美洲黑升麻提取物、马来西亚卡琪花蒂玛提取物等，对于缓解更年期症状有特殊疗效，对由于各种原因不能采用天然激素疗法的女性来说是不错的备用选择。德国医生自 1993 年开始就给更年期女性食用圆叶大黄提取物。临床研究结果显示，食用大黄提取物比安慰剂更能明显缓解围绝经期症状，并且没有明显副作用。另外还有美国科学家对南非醉茄及印度醋栗提取物进行了大量研究，他们发现按照一定比例对提取物进行混合使用，可以明显缓解更年期带来的精神紧张、失眠、抑郁及潮热、出汗等症状，具有平衡皮质醇及脱氢表雄酮 (DHEA)、预防自由基引发的光老化、抑制胶原蛋白水解酶活性、抗氧化、降低 C 反应蛋白、抗炎症、提高情绪状态的功效，已经获得了美国专利保护。

12. 天然激素治疗前需要进行激素水平检测吗

由于天然激素疗法在世界范围内的流行，近几年中国消费者对天然激素疗法的认知度也越来越高。但是由于激素牵涉到的医学范围太广，如内分泌学、生殖医学、妇产科学、心脏病学、男性学、神经病学、精神病学等众多学科，不仅大众对此一头雾水，就连不是本专业的医生都搞不清楚。

一般来讲，激素尤其是天然激素，对于合适的人群如更年期、卵巢早衰、性腺功能低下者具有极佳的治疗效果，不仅可以短期内消除各种不适症状，如乏力、性欲减退、皮肤感觉异常、情绪变化异常、失眠、阴道干涩、月经紊乱等表现，还可以给女性带来皮肤紧致光泽、身体整体素质提升、脂肪重新向年轻时状态分布等延缓衰老的额外效果，尤其受到女性消费者的推崇。

在美国，绝大部分 45 岁以上的影视明星都在采用天然激素抗衰疗法来维持自己的青春。因此，天然激素又被誉为人体的“青春密码”。

但是，激素在人体内又是不断变化的。年轻时由于自身调节能力强，可以维持在动态平衡状态。一旦到了更年期，卵巢功能开始下降，激素水平波动剧烈。举一个最简单的例子，一个 40 多岁的女性出现潮热、盗汗、乏力、失眠、情绪变化异常等典型更年期症状，同时伴有闭经。从医学专业角度分析，这种情况存在两种可能：一种可能是雌激素水平绝对降低，通过优化雌激素水平可以很快消除症状；另一种可能是雌激素水平不低，反而增高，甚至可以达到年轻时的 2 ～ 3 倍。如果这时单纯对后者提高雌激素水平，不仅解决不了问题，甚至还会增加子宫内膜增生、子宫内膜癌、乳腺癌等健康风险。

由此可知，天然激素治疗是一个严肃的医学事件，需要由专业的天然激素疗法医生通过详细问诊、检查并检测血液激素水平，来分析身体激素失衡状况，制订个性化的天然激素调整方案；在治疗过程中，不仅要观察症状等主观方面的改善，还需要定期监测血液激素水平来了解激素失衡的改善情况。由此可见，血液激素水平监测是激素疗法中不可缺少的重要环节。

最常使用的血液检测就是性激素六项检查，价格不贵，即便在应用激素产品过程中对方不提供血液检测服务，笔者也建议消费者自己去医疗机构抽血检测。

第二章　男性更年期

第一节　　中年男性必须了解的健康贴士

1. 男人也有更年期吗

谈起更年期，大家脑海中立即会出现中年妇女无缘无故发脾气的样子，普遍认为更年期是女性的专利。诚然，更年期综合征患者人群中女性占绝大多数，这是由女性的生理特征决定的。女性的卵巢功能在50岁左右戛然而止，雌激素水平急剧下降，导致一系列的短期及长期的并发症。

作为男性来讲，最重要的性激素是由睾丸分泌的雄激素，睾丸功能也会随着年龄增长而下降，但不像卵巢一样，这种下降是一个长期的过程。世界卫生组织(WHO)的调查数据显示，男性从30岁开始，体内的睾酮水平会以每年1%的速度递减，40岁后以大约每年2%的速度下降，50岁时只有年轻时的70%，60岁只有年轻时的50%～60%。这种下降也像雌激素对女性一样，会给男性健康带来隐患。

在美国，男性更年期有一个专用的术语andropause。有很多男科学专家在研究这个课题。由于造成男性更年期的主要原因是睾酮水平低下，美国还成立了专门的低睾酮学会 (Low Testosterone Society) 来为男性更年期患者提供健康普及服务。但是在中国，因为医疗重点还是放于发病后的治疗方面，男科学专家奇缺，一般情况下都是泌尿外科医生捎带着做这项工作，导致男性更年期的知晓率及重视率明显低于女性更年期。

我国著名男科学专家、国际英文期刊《亚洲男科学杂志》主编王一飞教授就经常在公开场合表示，现在中国 60 岁以上人口达 2.2 亿，约占总人口的 20%；预计到 2030 年，60 岁以上人口将占到总人口的 30%。慢性疾病预防的重要性非常之大，已经引起国家有关部门的重视。更年期是人步入老年的一个标志，如果能平稳度过更年期，很多已知疾病会很好地得到预防，如高血压、糖尿病、心脑血管疾病、老年痴呆症、骨折、癌症等。但目前更年期还没有引起大众及医学界的关注，认为更年期是人生必须要经历的阶段，无需特殊处理。医学研究显示，更年期与很多疾病的发生有关，如女性更年期容易出现血脂增高、肥胖、子宫内膜癌、大肠癌、冠心病等。男性更年期更加隐匿，很多男性出现更年期的症状如抑郁、疲劳、失眠、性欲下降、勃起困难等，认为是生活工作压力所致，而忽视了可能是激素平衡出现了问题。

在医学上，把比较严重的男性更年期诊断为迟发型性腺功能减退症 (LOH)。调查显示，我国 40 至 49 岁男性 LOH 发生率为 19%，50 至 59 岁男性上升至 38%，60 至 69 岁男性则高达 56%。男性到了中年，会面临 LOH 引发的一系列症状与疾病，很多男性只是觉得这是因为年龄增大导致，其实这与睾酮激素水平下降有关。这些都是男性更年期的表现。因此，男性更年期最早在 40 岁就已开始。

2. 男性更年期的症状

男性更年期的症状比较隐匿，这时会出现失眠、情绪低落、对事物淡漠、忧愁伤感或精神紧张、喜怒无常或胡思乱想、缺乏信任感、自信心下降、工作效率降低、记忆力下降等，严重者会影响生活和工作。男性一般在 40 岁以后开始出现焦虑、失眠等情绪，除了此年龄段复杂的社会和家庭角色带来的工作和生活压力外，与其体内的雄激素水平的改变也有很大关系。有关研究表明，低睾酮水平者的抑郁症发生率明显高于睾酮水平正常者。许多中年男性更会把那些负面情绪隐藏起来，等到六七十岁时，睾酮水平大幅降低，对生理和心理产生的影响就会明显表现出来。

男性年纪增大，还会出现记忆和智力减退以及思维反应减退等症状，很多人以为这是衰老所致，有许多中老年人晚上睡不着觉，但在坐车、看电视时却总是打盹，记忆力变差，丢三落四，这些都与睾酮水平低有关，因为人体的睾酮水平对情绪和认知功能有重要的调节作用。

男性步入中老年以后，性腺功能开始减退，雄激素分泌也相应减少，睾酮水平跟着下降，而血和尿中的雌激素水平增高，造成男性体内肌肉减少，内脏脂肪堆积，进而出现腹型肥胖。这种体型不但给生活上带来了臃肿、笨拙和不便，还与许多疾病相联系，如糖尿病、高血压、高脂血症、冠心病、癌症等。这些都与男性更年期有关，均可能由睾酮缺乏造成。

男性朋友可以通过附录 B 的简单问卷来判断自己是否存在雄激素缺乏。

3. 雄激素下降，男性更年期的元凶

雄激素可以促进和维持精子的产生，还能促进和维持正常的性功能，对于性欲和自发勃起是必需的。雄激素分泌在清晨 6 ~ 8 点达到高峰，因此早上

起床前男性阴茎勃起（晨勃）现象比较突出。雄激素可以导致男性副性征的发育，如骨骼变粗，肌肉发达，出现胡须、喉结增大等。除此之外，雄激素还能促进蛋白质的合成，减少氨基酸的分解，因此能促进骨骼生长，使肌肉发达，力量增强。雄激素作用于脑中枢，能使雄性动物具有好斗的性格及较强的竞争性。雄激素还能刺激红细胞的生成，因此成年男性红细胞计数和血红蛋白含量均较成年女性高。动物研究显示雄激素还可以加速机体多种抗体的形成，具有增加免疫能力等作用。

在人类进化的最初阶段，弱肉强食是动物维持生存的基本技能，谁拥有高水平的雄激素也就意味着肌肉强壮、攻击力强，就能在残酷的竞争中存活下来并传宗接代。但是随着年龄的不断增长，曾经旺盛的雄激素水平慢慢低落，体力衰退，就会逐渐被族群淘汰。

当然现在已经发展到文明时代，男性不会因为衰老而被社会遗弃，但是雄激素水平下降带来的健康问题依然存在，而且还没有引起社会及个人的重视。笔者在接触大量患者的过程中有深深体会，女性比男性更在意自己的健康，或者说女性有更强的预防保健意识。同样都是激素水平下降导致的更年期，女性更愿意主动接受医学干预，而男性则大都不以为然，普遍认为是工作压力造成的，过一段时间自然会好，主动接受医学干预的意愿不强烈。除非到了发生严重疾病的时候才知道后悔，不过往往此时什么都晚了。

睾酮是最重要的天然雄激素，95% 由睾丸产生，其余的 5% 由肾上腺产生。男性在 40 岁之后，睾丸的功能开始减弱，分泌睾酮的能力逐年降低，睾丸也开始变得体积缩小，质地变软。但是由于人体强大的代偿功能，在 50 岁睾酮水平下降 20% 左右时，自我感觉并不是太明显，可能仅有性欲下降、晨勃次数减少的情况，一般不会引起过多关注。但是如果睾酮水平继续下降，或者在短时间内下降迅速，这时往往会发生一系列男性更年期的表现，如容易疲劳、体能与精力下降、睡眠障碍、性功能降低、肌肉萎缩、腹部肥胖、毛发脱落、抑郁、焦虑等。

就像雌激素是女性最重要的天然激素一样，雄激素是男性最重要的天然激素。因疾病或者衰老原因造成的雄激素明显下降会使男性发生一系列综合征，也被称为男性更年期综合征。虽然不像女性更年期那样明显，但是也会给男性健康带来隐患，应该引起高度重视。

但是有人可能会问，我已经到医院查过雄激素了，没有发现异常啊。一般来讲，医院给男性朋友查的是总睾酮水平 (TT)，但是绝大部分睾酮都与肝脏产生的性激素结合球蛋白 (SHBG) 及白蛋白结合，它只是一种储备，是惰性的，并不发挥生理作用。只有自由的睾酮分子 (游离睾酮，FT) 才能起到真正的雄激素作用，游离睾酮只占到总睾酮的 1% ~ 3%。举个例子，总睾酮是你的总资产，其中包括股票、企业股份、房产、理财产品、定期存款、活期存款等，而游离睾酮则是你的活期存款，需要时可以随时动用。笔者经常做检测的实验室男性成人血清总睾酮正常值为 4.94 ~ 32.01 nmol/L，而游离睾酮正常值为 15 ~ 50 pg/mL。在正常值范围内只是说明没有明显身体疾病而已，但是如果想保持身体功能的理想状态，你希望你的数值在哪里呢？

4. 雄激素，不单纯是为“性”而生

睾酮在维持男性特征、性欲、性功能、肌肉体积与强度方面起着决定性的作用，这一点比较容易被大众理解。然而，睾酮在男性健康方面也具有重要的作用，大量国内外医学研究表明，睾酮水平与血脂、冠心病、糖尿病、

脑血管病、老年痴呆症等疾病的发病率呈负相关。也就是说，睾酮水平越低，以上各种疾病的发病率越高。

在男性主导的社会背景下，功成名就和积累财富的压力加剧了健康问题。或许是工作上的过于打拼导致了不良的健康习惯。过去六年，中国的人均可支配收入增长了90%，过去15年间中国人白酒消费量的年复合增长率为5%，按全球标准来看增速已处于高水平，而中国男性的饮酒量比女性高出60%。更加油腻的饮食，也使得中国男性的肺部疾病和冠状动脉疾病呈高发态势。这个年龄段正是男性雄激素水平下降最快的阶段，从大量科学研究中可以发现，雄激素水平下降是死亡率增加的原因之一。

雄激素在体内的效应器官分布广泛，如大脑、皮肤、肌肉、骨骼、性腺、肾脏、骨髓、心脏、血管、肝脏、毛发等，年轻时雄激素水平较高，以上器官功能处于最佳状态，但是随着年龄增加，雄激素以每年1%～2%的速度递减，失去了雄激素的保护，器官功能逐渐减弱，容易发生精力体力下降、脂代谢及糖代谢异常、性功能减退、前列腺疾病等身体异常情况。

睾酮在男性体内的重要生理功能包括：

• 是建造男性骨骼的重要内在激素，可增加骨质密度、骨骼的矿物质，预防骨质疏松。

• 增强整体活力。因睾酮可增加红细胞数目，从而能改善机体运输氧气的能力，促进能量产生。

• 有效改善肌肉与肥胖。因为睾酮能增加肌肉强度与肌肉纤维的直径，并可改善血糖量，降低血压并增加胰岛素的敏感性。

• 改善性方面的健康。睾酮可以增加性欲，增加阴茎勃起的频率及强度，增强性快感，提高整体性满意度。

• 帮助维持心脏健康。因为睾酮可以降低胆固醇、减少体脂肪，很明显地提高身体的高密度脂蛋白(优良的)的含量。另外动物实验显示睾酮还具有抗炎症作用，可以缓解冠状动脉内的炎症反应，减轻动脉粥样硬化。

• 脑部功能。睾酮能改善记忆力与空间能力，增加脑部血液循环，并可以减轻焦虑与抑郁。

睾酮缺乏的症状包括：

• 心境和情绪发生变化，易出现抑郁、忧愁、烦躁不安，经常心烦意乱、坐立不安、容易发脾气，往往因一点小事就大动肝火，有时还会无缘无故发火，表现出空前的暴躁。

• 植物神经易发生紊乱，经常出现眩晕、呼吸不畅之感；胃肠功能紊乱；思虑过度、时常失眠，常常出现心烦意乱和恐惧感；紧张时，会产生心悸、耳鸣、眼前发黑等症状；身体局部会产生麻木感和刺痛感等。

• 记忆力下降，经常丢三落四，注意力不容易集中，精力易分散；对外界事物的兴趣明显降低，不愿参加户外活动，表现出明显的懒散状态。

• 在人际关系上，有时多疑，不愿和他人交往，孤独，表现出明显的不合群倾向；愿意单独行动，自以为是，听不进别人的劝导。在家中，也经常与配偶、子女发生争吵。

• 性欲减退，勃起能力降低，性满意度下降，甚至对性生活表现出厌恶。

• 睾丸体积缩小，质地变软。

• 肌肉松弛，体毛变得稀疏。

• 皮肤干燥、松弛、下垂。

• 食欲减退、消化不良。

• 体重下降伴有腹部脂肪增多。

• 乏力、嗜睡。

• 晨勃次数减少或消失。

• 潮热、出汗。

对于因睾酮缺乏引起的身体症状，除了通过补充天然睾酮的方法来缓解、改善外，还可以通过进食、服用草药等方法来缓解、改善。

食物：

• 牡蛎与甲壳类动物。它们含有丰富的镁、锌等微量元素，通过抑制睾酮向雌激素的转化来调节身体睾酮水平，还能促进血液向阴茎血管的流动，改善局部血液循环。

• 卷心菜。它富含多种维生素和矿物质，除了像其他十字花科蔬菜一样含有能降低雌激素水平的物质外，卷心菜还富含植物纤维，帮助降低体重，从而使睾酮更好地发挥功效。

• 绿叶蔬菜。这种蔬菜汁富含维生素 C 及维生素 E，除了能降低总胆固醇、降低血压、调节血糖来改善重要脏器的微循环外，它还能清除自由基、改善细胞功能，清理细胞受体而提高睾酮水平。

• 羊肉。含有大量的蛋白质、铁、镁、锌等营养物质。铁元素可以增加血液中的氧气含量以供给细胞使用；蛋白质及镁、锌是增加血液中游离睾酮浓度的重要营养成分。

• 蛋类。蛋类中所含的饱和脂肪、ω-3 脂肪酸、维生素 D、维生素 B_5、维生素 B_6、铁、锌、胆固醇和蛋白质等，都对生成睾酮至关重要。食用过多的鸡蛋可能会增加胆固醇水平，但是一天食用一个鸡蛋对于人体中睾酮的产生是比较有利的。

• 蓝莓、黑莓、覆盆子、草莓里面有丰富的维生素 P(生物类黄酮)，可以加强毛细血管、肌肉及其他结缔组织功能，保护血管不受堵塞，并能通过改善血液循环来清除多余的自由基。

• 冷水鱼除了含有大量的 ω-3 脂肪酸外，还是重要的维生素 A 及锌的来源，可以协调性激素结合蛋白来调节睾酮水平。

药用植物：

• 刺荨麻根 (Sting nettle roots)。它可以与睾酮竞争性激素结合球蛋白 (SHBG)，使游离睾酮水平升高。另外，它还可以提升前列腺功能并提高性欲。

• 榥榥木 (Muira Pauma)。这是原产于南非的一种植物的树干及根，它在传统上当做春药及补药，还被用于肌肉麻痹症。它能通过改善肝功能以改善衰老导致的内分泌失衡，研究显示，榥榥木是一种性欲促进剂。

• 育亨宾 (Yohimbe)。它含有几种壮阳碱，是过去几种治疗阳痿药物的主要成分。它可以通过提高睾酮水平来改善因为微循环及性欲低下导致的阳痿。

• 水飞蓟 (Milk thistle)。它可以恢复肝脏功能，使清除多余雌激素、性激素结合球蛋白 (SHBG) 的能力增加，进而提高游离睾酮浓度。

• 锯棕榈 (Saw palmetto)。它能促进前列腺健康及增加性刺激，它还能改善雌激素及其受体功能从而平衡激素水平，可以提高男性的性欲。

• 玛卡 (Maca)。它是生长于秘鲁高原上的一种蔬菜的根或块茎，现在已经引入到国内种植。它可以帮助人体修复垂体功能以增加自身激素的分泌，其中就包括睾酮。

• 东革阿里 (Tongkat Ali)。这是原产于马来西亚的一种植物药，东革阿里具有提高性功能、促进生育、提高免疫力、抗癌、治疗前列腺炎、抗疟疾等功能。

5. 冠心病与雄激素

近年来，中年男性因心脏病猝死的事件越来越多，如年仅 34 岁的天涯论坛副主编金波因心脏病发作突然晕倒，失去意识，最终抢救无效去世，春雨医生 70 后创始人张锐凌晨因心肌梗死去世，终年 44 岁。这些令人痛心的事件每天都在我们身边发生，痛定思痛，大家应该去反思造成这种结局的原因。科学统计分析，因心脏病猝死的中年人群中，男性占了绝大多数。为什么同龄女性的心脏病发病率低呢？是她们的工作、生活压力远低于男性吗？当然这不是令人满意的答案。科学研究已经证实，雌激素是保护女性不患心脏病的最主要原因。如果大家有到过医院心内科探视患者的经历就会知道，住院的中青年冠心病患者几乎清一色的是男性，而女性患者大多在 60 岁以上。

虽然雄激素对男性心血管的保护作用不像雌激素对女性那样确切，但是越来越多的证据已经证实雄激素水平低下是诱发冠心病的重要原因之一。至今为止关于睾酮最权威的研究是由美国退伍军人医学中心组织进行的一项临床试验，研究结果发表在 2015 年 8 月出版的《欧洲心脏病杂志》上。研究发现，中老年男性适当补充雄激素，可降低发生心脏病及中风的风险。美国堪萨斯州退伍军人事务部医疗中心的研究者对 8.3 万例雄激素偏低的患者进行调查研究，分析发现，接受治疗直至雄激素恢复正常水平的中老年男性，较其他未接受治疗的患者，发生心肌梗死的风险降低了 24%，发生中风的风险降低了 36%，全因死亡率下降了 56%。

发表在《美国心脏病学会杂志》上的研究也提示，很多疾病如 2 型糖尿病、慢性阻塞性肺疾病、终末期肾病、肥胖、创伤等都会引发雄激素水平低下，其可能是由衰老或者疾病致使睾丸细胞产生大量自由基，而损害睾丸产生睾酮的功能所致，同时雄激素水平低下又加重了疾病的程度。研究还发现，冠心病患者较正常人具有较低的总睾酮及游离睾酮水平。

国内也有不少专家对睾酮与冠心病的关系进行了研究，得出与国外学者类似的结论。雄激素与动脉粥样硬化的形成、发展呈负相关，其通过多种机制来干预和抑制动脉粥样硬化的发生和发展，对患者起到一定的保护作用。雄激素水平越低的患者罹患动脉粥样硬化性疾病的风险越大，低睾酮水平与高体质量指数 (BMI)、大腰围、糖尿病、高血压、低水平的高密度脂蛋白 (HDL) 显著相关。

由于猝死的不可预见性，无法对猝死患者进行反查，国际上对于猝死与雄激素关系的研究比较少，不过国内已经有法医对此进行了研究。由于雄激素主要通过其相应受体雄激素受体 (Androgen Receptor，AR) 发挥生物学效应，AR 表达水平可以在一定程度上反映雄激素在组织中的水平和作用。为了探讨男性 AR 与冠心病猝死的关系，研究者对 32 例猝死患者的冠状动脉雄激素受体表达进行了观察。研究结果发现，猝死患者心肌中的雄激素受体表达水平明显降低，并得出结论，生理剂量的雄激素水平对男性心血管系统具有保护作用，低受体表达水平使雄激素生物学效应降低，从而促进冠心病的发生，使冠心病猝死的发生率增大。

由此可以看出，虽然雄激素降低不是冠心病的唯一病因，但是却与之有着密切联系，这与雄激素的促进代谢、降低血脂、抗炎症、扩张动脉血管的作用有关。虽然男性对自己的身体健康不像女人那样关注，但是抽个血检查一下你的性激素，发现问题提前进行预防干预，难道真有那么难吗？

6. 糖尿病与雄激素

我国已经成为名副其实的糖尿病大国。2015 年的统计资料显示，中国糖尿病患者人数约占全球糖尿病患者总人数的四分之一 (接近 1.1 亿)，糖尿病加上糖尿病前期的人数约占我国成人总数的四分之一，且未诊断率高达 60%。2015 年 11 月，国际糖尿病联盟 (IDF) 公布的数据显示，糖尿病死亡率大于艾滋病、结核病和疟疾死亡率的总和，全世界大约每 6 秒就有 1 个糖尿病患者死亡。

在许多国家，糖尿病是导致失明、心血管疾病、肾衰竭和下肢截肢的主要原因。虽然糖尿病的发病原因有很多种，但是现在高脂、高糖、高蛋白的饮食方式及运动量减少是明确的诱因。炎症是糖尿病患者会产生心脏病、中风、肾病和其他相关并发症的主要原因之一。另外，特定的肠道细菌不平衡能够导致胰岛素耐受性，从而导致 2 型糖尿病等健康问题的风险增加。

随着年龄的增长，人体内许多激素的浓度会发生变化，其中雄激素水平的下降是男性体内激素变化的显著特征。有关研究显示，在男性中，雄激素浓度的高低与发生 2 型糖尿病的风险以及死亡率的高低密切相关。许多研究证实，男性 2 型糖尿病患者血中雄激素的浓度降低，甚至处于糖耐量降低阶段的男性血中总睾酮水平就已经开始下降。因此，导致男性糖尿病患者性腺机能减退发生率比非糖尿病男性更高，这也可能是为什么糖尿病患者性功能普遍下降的根本原因。科学家调查发现，高达 60% 的男性糖尿病患者都存在性腺机能减退的情况。

科学家综合分析相关医学文献后发现：睾酮不仅可治疗性腺机能减退，而且还可有效减缓或阻止发生显性糖尿病和心血管疾病的进程。雄激素对男性 2 型糖尿病的治疗作用是通过改善患者胰岛素抵抗来完成的。研究发现，血清雄激素浓度与胰岛素敏感性之间存在着直接相关性，补充睾酮可以明显改善胰岛素抵抗。

研究还发现，睾酮的变化与高密度脂蛋白胆固醇 (HDL) 的变化呈正相关，与总胆固醇、甘油三酯和体质量指数 (BMI) 的变化呈负相关，与低密度脂蛋白 (LDL) 的变化无明显相关性。对雄激素与血管功能的研究显示，内源性雄激素对血管内皮具有保护作用，内源性雄激素与动脉管壁硬度呈负相关。

解放军总医院老年心血管内科主任李小鹰教授的几项研究也显示，睾酮水平低下的男性发生胰岛素抵抗的概率是正常对照组的 2 倍，提示睾酮与胰岛素抵抗之间存在关联，低水平的睾酮可以诱发内脏性肥胖，导致脂肪酸代谢的紊乱，从而促进胰岛素抵抗的发生。

从上面的研究可以看出，年龄增长或者性腺功能减退导致的雄激素下降可能是发生 2 型糖尿病的重要原因。通过补充天然睾酮可以纠正糖尿病带来的身体危害，并能提高胰岛素敏感度来缓解糖尿病。

7. 前列腺疾病与雄激素

正常情况下，男性是感觉不到前列腺存在的。前列腺 (prostate) 是男性特有的性腺器官，是具有内、外双重分泌功能的性分泌腺。作为外分泌腺，前列腺每天分泌约 2 毫升前列腺液，是构成精液的主要成分；作为内分泌腺，前列腺分泌的激素称为“前列腺素”。

前列腺的生理功能主要可概括为四个方面。

第一，具有外分泌功能。前列腺是男性最大的附属性腺，亦属人体外分泌腺之一。它可分泌前列腺液，是精液的重要组成成分，对精子正常的功能具有重要作用，对生育非常重要。前列腺液的分泌受雄激素的调控。

第二，具有内分泌功能。前列腺内含有丰富的5α－还原酶，可将睾酮转化为更有生理活性的双氢睾酮。双氢睾酮在良性前列腺增生症的发病过程中起重要作用。通过阻断5α－还原酶，可减少双氢睾酮的产生，从而使增生的前列腺组织萎缩。

第三，具有控制排尿功能。前列腺包绕尿道，与膀胱颈贴近，构成了近端尿道壁，其环状平滑肌纤维围绕尿道前列腺部，参与构成尿道内括约肌。发生排尿冲动时，伴随着逼尿肌的收缩，内括约肌则松弛，使排尿顺利进行。

第四，具有运输功能。前列腺实质内有尿道和两条射精管穿过，当射精时，前列腺和精囊腺的肌肉收缩，可将输精管和精囊腺中的内容物经射精管压入后尿道，进而排出体外。

良性前列腺增生症(BPH)是中老年男性常见疾病，50岁男性的发病率约为40%。目前认为年龄变老及有功能障碍(下降)的睾丸是前列腺增生发生的两个必要因素。前列腺是雄激素依赖性组织，而BPH大多发生在睾丸功能下降、内源性雄激素水平相对较低的老年人身上。单独降低雄激素水平并不能在短期内使动物前列腺明显增生，而按一定比例联合使用雄激素和雌激素，则能很快获得BPH动物模型。因此，有学者认为BPH的发生是雄激素与雌激素相互协同作用的结果，这种协同作用主要体现在雌、雄激素浓度比例的关系上。

老年男性随着年龄的增加，睾丸功能减退，体内雄激素水平下降，雌、雄激素比例失调，致使雄激素对雌激素的抑制作用减弱，雌激素水平相对上升，刺激前列腺基质增殖过度而发生 BPH。因此，老年男性发生前列腺增生的原因是雌激素水平增高。另有研究证实，中老年男性补充睾酮后，前列腺体积增长与正常对照组没有明显差别。

前列腺癌 (Prostate Cancer，Pca) 是西方国家发病率最高的男性恶性肿瘤，据估计 2014 年仅美国便有 23.3 万例新增病例。目前我国前列腺癌的发病率也呈逐年上升趋势，前列腺癌已经成为严重威胁我国老年男性健康的泌尿系统难题之一。

传统观念认为，高血睾酮水平意味着更高的前列腺癌发病风险和更差的预后。然而，近年来很多学者的研究发现，低睾酮水平与前列腺癌高发及转移有密切关系。最近的学术报道指出，与正常男性相比，前列腺癌患者的睾酮水平较低。血清睾酮水平越低，前列腺癌的发病风险越高，低水平的睾酮可能作为进展期前列腺癌的标志。

随着年龄增加，睾酮水平下降，男性表现出局部雄激素缺乏的症状，如性欲减退、肌肉减少、骨质疏松、认知能力减退和抑郁等。多项研究表明，将雄激素恢复到正常水平可以明显提高生活质量和减轻以上症状，并且还可以预防前列腺癌发生。但是对于已经存在前列腺癌的患者要禁用，否则会加重前列腺癌的症状。正常老年男性适量使用天然睾酮对预防前列腺癌发生有一定作用。

第二节　天然睾酮对男性健康的重要性

1. 天然睾酮的由来

自然界中，雄性动物为争夺交配权，使出浑身解数吸引雌性动物的注意。研究表明，动物的求偶行为与性激素密切相关。实验证明，一些雄性鸟类求偶行为的强烈程度与睾丸大小呈正相关。在非繁殖季节，给一些雄性动物施用睾酮，同样可以引发求偶行为。各种动物随年龄的增长而进入繁殖期，性激素分泌日益增多，随之性行为逐渐增强。在繁殖期，尤其是雄性动物在雄激素的刺激下会表现出各种各样的求偶方式以向雌性动物求偶并炫耀。

早在19世纪，科学家就开始了对雄激素的研究。1849年，德国生理学家Berthold发现切除睾丸的小公鸡长大后失去了典型的性别特征行为，如报晓、打鸣、鸡冠生长、攻击行为等；而再移植睾丸后的小公鸡长大后具有典型的性别特征。因此，他推断睾丸会产生某种化学物质，这种物质进入血液后能维持雄性第二性征的发育。

1889年，著名美国生理学家、神经病学家布朗·塞卡(Brown Sequard)证实了Berthold的实验观察，并在明确动物实验的安全性后，他给自己注射了狗的睾丸滤过液，之后他发现力量、活力与精神状态都得到了很好的恢复。他用同样的方法给年龄分别为54岁、56岁及68岁的男性注射了睾丸液，同样取得了明显的效果。俄国医生甫洛诺夫(Serge

Voronoff)则在1916~1926年间做了超过500例将羊、牛及黑猩猩的睾丸移植给人的手术。

1927年芝加哥大学生理化学教授弗莱德·科赫(Fred Koch)从200千克牛睾丸中提取出20毫克神秘物质。他们并没有像布朗·塞卡那样将提取物注射到自己身上，相反，他们有更好的主意。他们仔细地将这些取之不易的神秘物质注射到阉鸡体内。所谓阉鸡，就是在很小的时候将睾丸切除掉的公鸡。这种去势方法可以使公鸡无法发育出自然的雄性特征，鸡冠弱小萎缩，没有公鸡特有的健壮肌肉，并且在长大后丧失对母鸡的兴趣。

注射后的结果如何呢？简直令人难以置信，这些阉鸡经过注药后竟神奇地重获雄性特征，变成名副其实的公鸡。科赫抑制不住内心的激动，为自己这一里程碑式的发现感叹不已。随后，欧洲其他一些科学家又做了进一步的实验。直到20世纪30年代，一项全面的大规模类固醇实验研究方案才得以正式启动，因为此时的实验条件已经成熟，科学家可以将睾丸提取物进一步纯化，并可将其注射到人体内，以了解其所带来的功效。

1931年，德国化学家布特南特从睾丸中分离出一种新的物质——纯的结晶型雄激素，发现其为一种胆固醇分子，并正式将其命名为睾酮(testosterone)，同时弄清了它的分子结构式。1934年，瑞士科学家卢齐契加根据布特南特的研究，人工合成了一种完全具有睾酮性质的类似化合物，从而证实了布特南特实验结果的正确性。两位科学家因此共同分享了1939年诺贝尔化学奖。继而，历史走入20世纪30—50年代的“类固醇化学黄金时代”。

睾酮是雄激素最主要的成分，它们在男性血液中的浓度呈昼夜节律，早上6—8点浓度最高。除了睾丸可以分泌睾酮，肾上腺皮质也有少许分泌睾酮的功能。通过研究人们发现，睾酮对于强化男人肌肉以及对身体健康如血糖控制、预防心脑血管疾病、脂肪分布、抗感染、预防老年痴呆症等方面都有着积极作用。

2. 天然睾酮 VS 合成雄激素

天然睾酮是由睾丸分泌的一种雄性激素，不仅可以维持男性的特征，还有其他很多重要的生理功能。因衰老或者疾病造成的睾酮缺乏可以引发很多身体症状及疾病，如性功能下降、失眠、出汗、乏力、肌肉萎缩、肥胖、冠心病、糖尿病、老年痴呆症等。

由于天然睾酮不容易获取，为了满足市场需求，很多医药公司通过化学合成方法开发出睾酮类似物，被称为合成类固醇。如果服用合成类固醇，身体会将药物分解成可以进入细胞的小分子。这些类固醇分子能与细胞上的雄激素受体相结合。雄激素受体有着非常特异的形状，刚好可以与人体自身产生的睾酮结合。然而，合成类固醇也可以与这些受体结合，结合之后，合成类固醇就能代替睾酮来起作用。

一旦这种合成类固醇成功地鸠占鹊巢，雄激素受体就被激活了。受体激活会改变某些基因的行为方式，尤其是那些控制着青春期过程中所发生的变化的基因。具体改变了哪些基因，则要看受体来自什么类型的细胞。

类固醇通过两种基本方式影响正常代谢，二者共同作用，结果就是肌肉量增多。一旦雄激素受体被激活，部分细胞会增加蛋白质产量，这些蛋白质可以被身体用来建造更多的细胞。这是代谢循环的一部分，被称为“合成代谢"，在此过程中，小分子被构建成更为复杂的大分子，而能量则得以储存。合成代谢也是身体增长肌肉的阶段，这也正是这些激素会被称为合成类固醇的原因。在合成过程中，附着于骨骼的强健肌肉，也就是骨骼肌之中的细胞开始复制和成长。不久，你就会逐渐变得更敏捷、更强壮。

由于合成类固醇较天然睾酮有着更强烈的作用，除具有增加肌肉力量，并在主动或被动降低体重的同时保持肌肉体积的作用外，还可加快训练后的恢复，有助于增加训练强度和时间，可以明显提高运动员的运动成绩。这类药物开始由健美运动员和举重运动员服用，后来发展到很多体育项目运动员都开始使用，严重影响到比赛结果的公正性，已经被国际反兴奋剂联盟严令禁止。合成类固醇包括美曲勃龙、诺龙、美替诺龙、美睾酮、去氢甲睾酮、氟甲睾酮、康力龙、康复龙等。在一些声称可以增加男性肌肉、力量及性功能的保健品中，很多都添加了这些药物成分以增加效果，在选择时一定要注意。

但是长期的观察发现，合成类固醇对肝脏、心血管系统、生殖系统和精神心理状态均有不良影响。合成类固醇对机体脂肪代谢影响的实验很多，血清中高密度脂蛋白减少，是合成类固醇最明显的毒效应。而 HDL 的减少使冠心病的发生率明显增加。合成类固醇对男性的影响不仅包括 HDL 明显减少，而且使睾丸萎缩、精子的生成及其功能产生障碍，并使促性腺激素分泌减少，前列腺功能紊乱。这些副作用可能是早期很多运动员过早离世的重要原因。

天然睾酮由于口服吸收不佳，在天然激素疗法中，医生经常会定制成外用涂抹的霜剂、凝胶，或者舌下含化的锭剂、滴剂，并可以根据不同人的具体情况定制不同的剂量。

3．如何开始天然睾酮疗法

如果你已经超过 40 岁，开始出现了容易疲劳、白天经常打瞌睡、体能与精力下降、睡眠障碍、晨勃次数减少或硬度下降、性欲降低、阴茎勃起障碍、肌肉萎缩、腹部肥胖、毛发脱落、抑郁、焦虑等症状，如果你已经超过 50 岁，还想继续保持年轻旺盛的精力及性功能，并有预防冠心病、糖尿病、老年痴呆症等衰老性疾病的意愿，笔者都建议你先进行一个全面身体及激素水平检测，这些检测与女性类似，但是有小差别。

• 前列腺检查：包括 B 超检查及指检。可以直观地判断前列腺的体积、质地、有无包块等，并能对前列腺液进行分析。

普通医生可能只是根据这个体检结果告诉你现在有没有病，就像是大家经常去的体检中心一样。但是作为一个专业的天然激素疗法医生，他不仅会分析你当前的身体情况，而且还会通过问诊及检测结果分析你将来发生各种疾病的风险，并给出专业的医学保健意见。因此，寻找一个有经验的专家非常关键。

天然睾酮疗法不是医生给你开一年或者半年的药，自己回去按照药品说明书使用就行了，而是要根据自我感觉症状的变化及血液或唾液睾酮检测，以确保效果达到最理想状态。因此，定期复查很重要，开始需要三个月复查一次血液激素水平，逐渐过渡到半年一次。开始天然睾酮疗法一年后，仅需要一年复查一次即可，复查项目包括血液生化、激素、肿瘤标记物及前列腺。

第三章 更年期的非激素保健方法

延缓衰老、预防疾病是从古至今每个人心中的期盼。人类在这个探索过程中也走了很多弯路。从秦始皇时期的炼丹术到20世纪80年代初中国流行的红茶菌、打鸡血，都被证明是无效的。但是随着科技的不断发展，人们慢慢开始摸到了生命的脉搏，天然激素疗法就是其中的典型。经过70余年的临床应用及不断研究，天然激素疗法已经成为更年期女性的重要保健手段，但是作为一种医疗行为，每种方法都有它特定的适应证，例如，天然激素疗法的适应证是更年期及各种年龄出现的激素失衡(内分泌失调)，对于伴有某些特殊疾病的人群如家族性乳腺癌、家族性静脉血栓、脑膜瘤等就不适合，这时就应该考虑其他的抗衰方式。

2014年北京疾病预防控制中心数据显示，首都居民平均期望寿命已超80岁，但平均健康期望寿命仅60岁。这意味着20年的带病生存、家庭的拖累、社会的负担。而日本无需他人照料的平均“健康寿命”男性为71.19岁，女性为74.21岁，比中国首都居民长十多岁。这些数字提醒我们，为了提高整体生活及生命质量，中国人在已经满足温饱的前提下应该做些什么来推迟疾病的发生，而不是等疾病发生了之后再去被动治疗。

早在两千多年前的中国医书《黄帝内经》上就已经表明:“上医治未

病，中医治欲病，下医治已病”。这句话的意思是：最高明的医生治疗还没有发生的疾病，中等水平的医生治疗即将要发生的疾病，而普通医生治疗已经发生的疾病。为什么老祖宗都清楚的事情反而现在还没有去推行？这可能与现有的医疗体制、教育体系有很大关系。目前，中国绝大部分优质医疗资源掌握在公立医院手中，但是现有“广覆盖、低水平”的医疗保障体系使优秀医生疲于常见、多发疾病的治疗，无暇顾及预防医学及抗老化医学的研究，不能满足少部分追求高品质生活质量人群的要求。这种巨大的潜在需求催生了市场上各种各样健康管理机构的诞生，抗老化概念及花样层出不穷，让消费者眼花缭乱。但是万变不离其宗，这些都是基于国际上比较流行的抗衰老方法衍生出来的，笔者在此给大家做简单介绍，以便大家在选择时有的放矢。

• 干细胞抗衰老

干细胞技术作为21世纪医学史上最大的成就，在2012年获得诺贝尔生理学或医学奖后引起社会的广泛关注。现在几乎每个月都会有关于干细胞的重要科研文章发表，世界各国也批准了一些干细胞技术正式应用于临床治疗。

干细胞 (Stem Cell) 是一类具有自我复制能力 (Self-renewing) 的多潜能细胞。在一定条件下，它可以分化成多种功能细胞。根据干细胞所处的发育阶段分为胚胎干细胞 (Embryonic Stem Cell) 和成体干细胞 (Somatic Stem cell)。根据干细胞的发育潜能分为三类：全能干细胞 (Totipotent Stem Cell，TSC)、多能干细胞 (Pluripotent Stem Cell) 和单能干细胞 / 专能干细胞 (Unipotent Stem Cell)。干细胞是一种未充分分化、尚不成熟的细胞，具有再生各种组织器官和人体的潜在功能，被医学界称为“万用细胞”。

人体的衰老，皱纹的出现，究其根源实质上都是细胞的衰老和减少。而细胞的衰老和减少则是由干细胞老化引起的。干细胞是各种组织细胞更新换代的种子细胞，是人体细胞的生产厂。干细胞族群的老化严重减弱了其增殖和分化的能力，新生的细胞补充不足，衰老细胞不能及时被替代，全身各系统功能下降，让人一天天老去。而你的皮肤，也因为皮肤干细胞的衰老而无法及时更新，衰老的皮肤得不到修复，所以你有了皱纹，失去了青春容颜。干细胞抗衰老的原理是通过输注特定的多功能细胞，激活人体自身的"自愈功能"，对病变的细胞进行补充与调控，激活细胞功能，增加正常细胞的数量，提高细胞的活性，改善细胞的质量，防止和延缓细胞的病变，恢复细胞的正常生理功能，从而达到疾病康复、对抗衰老的目的。

间充质干细胞是多能干细胞的一种，来源比较广泛，如血液、骨髓、脂肪、乳牙、脐带中都含有丰富的间充质干细胞。自体来源的干细胞相对于异体干细胞没有抗原性，不会引起机体的排斥反应，也是目前在抗衰老领域最常应用的干细胞。

脂肪取材非常方便，是非常好的间充质干细胞来源。但是，由于常规技术需要抽取200 ~ 300 mL脂肪，给身体带来的创伤比较大，限制了临床应用。近年来，国内已有科研机构研发了从微量脂肪中提取、培养间充质干细胞的技术，提供了操作方便性。

干细胞具有以下抗衰老的效果：

（1）改善性功能：干细胞是再造和恢复组织器官结构和功能的源泉细胞。干细胞在修复全身各器官老化变性的同时，也显著地再生性修复生殖系统的衰老退化，恢复和加强男性性功能。从理论上分析，干细胞抗衰老保健也能有效修复男性衰老退化变性引起的前列腺肥大。

（2）再造皮肤活力和恢复容颜：干细胞是再造和恢复美丽容颜的根本细胞，有显著的美容美肤效果，能使松弛下坠的皮肤光滑收紧，恢复皮肤弹性，减少皮肤皱纹和色素沉着。

（3）全面改善新陈代谢功能：新陈代谢是人体生命活动的物质基础。干细胞对新陈代谢有重要的调节功能，能提高机体对各种脂蛋白的代谢功能，能有效降低总胆固醇、甘油三酯和低密度脂蛋白浓度，具有减少血脂、降低血糖和减肥的功效，对心血管病、肥胖和糖尿病的预防有重要价值。

（4）再生大脑新神经细胞及改善脑功能：干细胞能分化形成新的神经细胞，为大脑提供全新细胞，可有效地改善脑衰老状况。

（5）改善免疫功能：免疫功能衰退是衰老的重要标志之一，而干细胞移植可以有效提高人的免疫功能。因此，干细胞移植是维护人身体健康和抗衰老的最有效措施之一。

（6）再造性修复消化系统：消化系统由多个器官组成，各具其特定功能。干细胞抗衰老保健能显著提高胃肠功能和肝胆代谢功能，干细胞移植有益于胃肠炎性疾病的改善，可促进胃肠损伤的修复。

美国南佛罗里达大学 Cyndy Davis Sanberg 博士等科学家通过研究发现，维生素 D、儿茶酚、蓝莓提取物、红葡萄提取物、绿茶提取物的特定混合配方可以促进自身骨髓干细胞、外周血干细胞的增殖，从而具有明显的抗衰老作用，这种配方已经取得美国专利保护，并开发出相关产品。

笔者在抗老化临床实践中经常听到这样的问题，天然激素与干细胞都能起到抗衰老的作用，它们二者之间有什么区别呢？

这是一个非常好的问题。天然激素与干细胞可以用鱼和水的关系来形容，干细胞是鱼，需要生长在天然激素这个水塘中。身体内部所有细胞表面都有天然激素的受体，不同的天然激素作用于不同的细胞，就像是钥匙与锁一样，天然激素通过打开特定细胞的受体，开启细胞的生理功能。举个典型例子说明：侏儒症是因为儿童在生长发育期生长激素分泌明显减少，导致骨骺干细胞不分裂增殖，从而使最终身高受到影响。这时儿童的干细胞是健康的，只是因为激素障碍造成干细胞功能无法正常发挥。

在进行自体干细胞抗衰老过程中，身体内部激素的良好平衡状态是干细胞正常生长的必要条件，如果存在激素失衡情况，回输进去的干细胞效果会打折扣。2014 年 10 月份笔者在巴厘岛召开的世界抗衰老组织大会上，专家们就达成了干细胞与天然激素平衡疗法相结合的医学共识 (Bali Hormone & Cell Anti-Aging Agreements，BaHcell 共识)。专家们表示，这两种治疗方式的结合，消除了干细胞在早期修复速度较慢的不足，可以在短期内缓解由于机体衰老、亚健康而导致的容易疲劳、失眠、抑郁、盗汗、烦躁、性功能减退、月经紊乱、皮肤松弛下垂等症状，使身体快速恢复到年轻时的状态。

• 器官分子疗法及羊胎素

器官疗法 (organotherapy) 最早起源于欧洲。它是基于顺势疗法 (homeopathy) 原理，通过腺体、组织提取物来修复生病的器官、腺体及组织。器官疗法利用 mRNA 在细胞水平上纠正器官及身体系统的功能。这种疗法认为来自于相同器官的酶、核酸等物质可以修复相应的器官。比较典型的就是垂体提取物可治疗矮小症，胸腺提取物可治疗各种免疫系统疾病，胎盘提取物可用于肌肤水嫩、延缓衰老，肝脏提取物可用于肝脏疾病的治疗等。欧洲国家非常流行的羊胎素治疗就是属于器官疗法的范畴，但是由于治疗的不规范及带来的潜在风险，瑞士政府已经于 2015 年收紧了羊胎素治疗的政策。

1889 年 6 月 1 日，法国著名生理学家布朗·塞卡德在巴黎的生物学会上宣布，他发明了一种使身心恢复青春活力的疗法。这位 72 岁的教授报告说，通过给自己注射狗和豚鼠睾丸的提取液，他强力地逆转了自身的衰老。他告诉听众这些注射液增强了体力和智力，缓解了便秘，甚至射尿的弧距都更远了。

布朗·塞卡德把睾丸提取液样品免费供给愿意试用的医生。这掀起了一个国际性的实验浪潮，目的是治愈包括肺结核、癌症、糖尿病、瘫痪、坏疽、贫血症、动脉硬化、流行性感冒、艾迪生病、癔症和周期性偏头痛等较大范围的疾病。

这门关于动物提取物的新学科植根于一种原始的信念，即以脏治脏。从远古时代开始的许多世纪以来，西方医生开处方让人摄入人或动物的心脏组织增加勇气、摄入脑物质以治疗痴呆，并开出一组食之无味的其他身体部位和分泌物，如胆汁、血、骨、排泄物、羽毛、角、肠、胎盘及牙齿来改善各类杂症。

器官疗法与内分泌有不尽相同之处，内分泌是通过给予外源性物质来替代因器官、腺体功能低下而缺少的身体成分，而器官疗法的目标是重建器官、腺体的正常生理功能，使它们可以自主生成各种有益于健康的成分。器官疗法讲究生物一致性，即采用相同的器官提取物治疗功能不健康的器官。例如，在甲状腺功能低下中，器官疗法使用低效的甲状腺提取物来刺激甲状腺功能使之达到重新平衡；而在甲状腺功能亢进中，则使用高效的甲状腺提取物来抑制甲状腺功能。

人在成年后胸腺逐渐萎缩，其产生的免疫细胞及免疫因子都明显减少，特别是50岁之后更加显著。胸腺疗法使用健康动物胚胎的胸腺提取物来提高人体免疫力，增强机体对变异细胞的清除能力，达到预防癌症、延缓衰老的作用，已经得到国外医学界的广泛认可。

但是因为过去的科学技术不发达，只能通过把器官打成匀浆后再进行过滤的方式进行粗提取，提取物中含有很多异种抗原，容易引起机体的免疫排斥，甚至会导致严重的过敏反应。随着技术的进步，现在已经可以从健康动物器官、腺体中提取出有效的分子成分，减少了单次应用量，在极大提高生物效能的同时降低了副作用的产生，已经成为器官疗法的主流。这种新技术也被称为器官分子疗法、肽疗法。

器官分子疗法的分类：

（1）皮肤

（2）眼

（3）角膜

（4）视网膜

（5）胸腺

（6）心脏

（7）主动脉

（8）动脉

（9）胃/肠

（10）肝脏

（11）脾脏

（12）大肠

（13）小肠

（14）肾脏

（15）肾上腺

（16）甲状腺

（17）卵巢

（18）子宫

（19）输卵管

（20）软骨

（21）成骨细胞

（22）睾丸

（23）阴茎

（24）附睾

（25）肺脏

（26）脊髓

（27）大脑皮层

（28）额叶

（29）间脑

（30）中脑

（31）丘脑

（32）基底神经节

（33）延髓

（34）肌肉

（35）静脉

（36）松果体

（37）骨髓

（38）椎间盘

（39）脐带

（40）晶状体

（41）膀胱

（42）淋巴结

• 排毒疗法

1. 重金属排毒

因为有毒重金属在生活上的广泛应用(补牙时经常使用的银汞合金就含有大量的汞，会慢性释放到血液中)、滥用以及环境污染的影响，人类体内蓄积越来越多的有毒重金属。根据研究，许多慢性肠胃疾病(胃酸逆流、肠易激综合征)、过敏疾病(过敏性鼻炎、异位性皮肤炎、慢性荨麻疹、自体免疫疾病)、内分泌失调、神经衰弱(长期疲倦、记忆力减退、注意力不能集中、智力退化、忧郁焦虑症、自律神经失调、多梦)、肌肉关节容易酸痛、疲劳、头晕，等等，都与重金属毒性有关。即使是大家所熟知的高血压、心血管疾病(冠状动脉疾病、脑血管疾病、动脉硬化症)、痛风、自闭症、多动症、癌症等只能长期吃药“控制”或无药可医的慢性病，也并非先天体质所造成，很可能是体内蓄积的汞、铅、砷、镉、铝等有毒重金属所引发。

重金属在体内主要沉积于骨骼上，除非发生急性中毒，一般情况下从外周血中不容易测出。但是通过服用口服螯合剂(DMSA)可以让重金属释放入血液，并从尿液中排出。这时检测微量尿液就可以对重金属水平进行检测。

重金属排毒治疗分为两种方式，一种采用静脉缓慢输入螯合剂如依地酸钙钠(EDTA)，另外还可以采用口服螯合剂的方式。这种方法可以加速排除身体内蓄积的有毒重金属，依所使用螯合剂的不同，对铅、汞、砷、镉等金属的排除速度也不相同，可针对重金属检验结果或个人的慢性症状来选择适当的螯合剂。重金属螯合治疗在国外早已使用多年，已经成为预防及治疗心脏病、慢性疲劳等亚健康状态的常规方法，并且获得了传统药物控制所无法达到的惊人治疗效果。

2. 臭氧疗法(三氧疗法)

臭氧(O3)由三个氧原子组成，是一种强氧化剂，常温下半衰期约20分钟，易分解，易溶于水。臭氧的历史可追溯到200多年以前。1785年，Van Marum发现在放电时氧气会发生化学变化，产生一种特殊的气味。1801年，Cruikschank注意到在电解过程中有一种不知名的气体产生。1839年德国化学家Schonbein在瑞士巴塞尔发表了题为“电解水过程中阳极的气味”的论文。这种刺激性的气体被正式确认为“活性氧”，并命名为臭氧(ozone)。

在医学发展过程中，科学家们发现了臭氧的多种临床功效，例如灌注入直肠可以治疗慢性结肠炎，注射入关节可以治疗关节炎，注射入椎间盘可以治疗椎间盘突出等。1954年，Werhly和Steinbarth尝试采集5 ~ 10 mL血液盛入一种容器(圣瓶)里，接受臭氧的短暂处理后(臭氧由紫外灯照射所产生)，再将血液注射入供者的肌肉内，以期增强肌体抵抗力，治疗多种疾病，这就是自血疗法的雏形。

步入20世纪70年代，随着医学基础理论研究的深入，臭氧的作用机理渐趋明了，臭氧治疗作为一种古老而创新的治疗方法越来越多地被世界各地的医学工作者所认同。目前在欧洲，臭氧主要应用于创伤及难治性溃疡(如糖尿病足)的治疗、癌症的辅助治疗、腰椎间盘突出及骨关节疾病的治疗、抗自由基防衰老、中风及病毒性肝炎等疾病的治疗，其临床应用疗效得到了充分肯定。

医用臭氧在人体中的作用：

（1）能够帮助肝脏进行基本的解毒。

（2）能够促进脂肪(胆固醇和甘油三酯)的分解。脂肪是造成心脑血管疾病的重要因素(心脏病和中风)。

（3）可显著促进细胞的新陈代谢，增强机体的能量。

（4）能够分解并大量减少尿酸(尿酸是引起痛风和对血管造成危害的主要物质)。

（5）可以改善血液流动，减少血液循环系统疾病和相关疾病的产生。

（6）能够通过减少血液中的红细胞凝聚，从而提高其携氧能力和改善血流变。

（7）能够增加血液对组织的供氧量，并促进更好地吸收。

（8）能够杀死各种细菌、病毒和真菌，并抑制其重新繁殖，对复发和加重的病毒性疾病特别有效。

自体血臭氧保健疗法通过采集 200 mL 自体静脉血，与医用高纯度臭氧充分混合后进行回输，操作简便，安全可靠，可以起到清理多余血脂、降低血糖、增加免疫力、提升精力、抗氧化、清除自由基、预防癌症等保健抗衰老功效。

3. 肝脏排毒

肝脏是人体最大的排毒器官，各种毒素经过肝脏的一系列化学反应后，转变成无毒或低毒物质，是人体的第一道重要毒素防线。在 24 小时不间断的工作过程中，肝脏难免会出现各种小问题，例如：食欲下降、恶心、厌油腻等消化问题；代谢异常，出现黄疸症状；胆汁分泌异常会感觉乏力、不思饮食；缺乏维生素，皮肤干燥、长痘痘，水肿等；肝血不足，眼睛会感觉干涩、模糊；肝气不舒容易生气、恼怒。

如果出现这些情况，或者平时进食过多油腻食物、经常过量饮酒，那就应该采取一些措施来保护肝脏功能。促进肝脏排毒的方法可以采用静脉注射抗氧化药物如还原型谷胱甘肽、维生素C、硒，还可以服用具有护肝作用的保健品如α硫辛酸、谷胱甘肽等。国外也有专业医疗公司生产具有明确作用的肝脏排毒保健品供消费者选择。除此之外，很多日常容易获得的食物也具有肝脏保健作用，可以经常食用。

（1）胡萝卜

胡萝卜是有效的排汞食物。含有的大量果胶可以与汞结合，有效降低血液中汞离子的浓度，加速其排出。胡萝卜中的维生素A能够协助肝脏排除体内毒素，减少肝脏中的脂肪。纤维素还能帮助清理结肠中的垃圾，并加速将其排出体外。

要想把胡萝卜中的营养释放出来，需要在烹饪中进行加热，或者通过机械作用，如研磨、榨汁或者充分咀嚼，以上方法能让类胡萝卜素的可用量增加6倍。此外，由于类胡萝卜素是脂溶性的，因此胡萝卜最好加油烹调，或者跟含脂肪的食物一起食用。

（2）猪血

据《本草纲目》记载，猪血有解毒的作用，有益于肝脏排毒。我国在很早以前，就已知道吃猪血和其他动物的血，可清除体内的污物。在空气污染较为严重的现在，每天最好进行深呼吸，吐出污染的空气，并时常喝猪血汤或吃上述中药类的强肝药，维持肝脏机能。

（3）红枣

有关研究显示：连续吃红枣的患者，健康恢复比单纯吃维生素药剂快3倍以上。因此，红枣就有了“天然维生素丸”的美誉。实验证明，每天给肝功能差的人喝大枣水，持续1周能增加人体血清蛋白，从而达到保肝排毒的功效。

红枣的一个冲泡细节决定着它功效的高低。红枣果皮坚韧不好消化，如果整颗冲泡，很难将其有效成分完全溶出，因此最好将其掰开再冲泡。还要注意的是，新鲜的红枣不宜冲泡或煎煮。这是因为它的维生素C含量非常高，用热水煮泡会严重破坏维生素C。

（4）小白菜

适当吃小白菜能起到养肝排毒的效果，还可以清火。小白菜中的维生素、矿物质、膳食纤维都很丰富，小白菜中含有大量粗纤维，其进入人体内与脂肪结合后，可防止血浆胆固醇形成，促使胆固醇代谢物胆酸得以排出体外，以减少动脉粥样硬化的形成，从而保持血管弹性。

需要指出的是，小白菜不像大白菜那样可以生吃，用小白菜制作菜肴时，炒、煮时间不宜过长，以免营养流失。脾胃虚寒、大便溏薄者，不宜多食小白菜。

（5）大蒜

大蒜的呛鼻气味是蒜素带来的。多项研究证实，蒜素可维持巨噬细胞的活性、增加杀病菌能力及促进淋巴细胞增生，并且可以避免腹部脂肪的堆积，同时增强肝脏中解毒酶的活性。大蒜中的特殊成分可以降低体内铅的浓度。大蒜最好捣碎成泥，放置10～15分钟后再吃，这样有利于蒜素的生成。

（6）乌梅

乌梅以“酸入肝”著称，其具有补肝、敛肝的医用价值，不仅具有“和肝气，养肝血”的功效，而且还能加强肝脏的解毒能力、促进消化吸收，进而达到调肝、养肝、护肝的功效。

乌梅能强化肝脏功能，有预防宿醉的作用。酒醉早晨起来觉得痛苦时，宜用乌梅煎汤加入砂糖饮喝，此为速效性的方法。乌梅可在中药店买到。此外，梅子中含多种有机酸，有改善肝脏机能的作用，肝病患者宜食之。

（7）绿豆

许多人在吃过肥腻、煎炸、热性的食物之后，容易出现皮肤瘙痒、暗疮、痱子。绿豆具有强力解毒功效，可以解除多种毒素，还可以降低胆固醇，又有保肝和抗过敏作用。

把绿豆放水里煮，当水开了以后再煮 7 ~ 8 分钟，然后喝水，而不应把绿豆煮烂，因绿豆煮烂后会失去养肝的功效。在绿豆汤中调入蜂蜜饮用，排毒养颜功效更佳。

（8）洋葱

洋葱性平，味甘、辛，具有健胃、消食、平肝、润肠、排毒、祛痰、利尿及发汗等功效。洋葱所含纤维丰富，能促进肠胃蠕动，排毒效果明显，能加强消化能力，且含有丰富的硫，和蛋白质结合，对肝脏非常有益，有助于排毒。此外，洋葱中能测到含槲皮质类物质，在黄醇酮诱导下所形成的配糖体有利尿消肿作用。

洋葱不宜一次食用过多，否则易造成胀气、多屁，引起视物模糊和发热。皮肤瘙痒、患有眼疾以及胃病、肺炎者也应少吃，热病患者应慎食；患有眼疾、眼部充血时不宜切洋葱。

（9）无花果

无花果富含有机酸和多种酶，具有清热润肠、助消化、保肝解毒功效。近年来发现，无花果对二氧化硫、三氧化硫、氯化氢及苯等有毒物质有一定的抗御能力。

广东人常用无花果干煲汤，味道清甜，不仅好吃，还有食疗功效，可以帮助排便。推荐的做法是，将无花果干、黑玉米、赤小豆、花生一起煮甜汤，喝起来清新自然，这一碗好汤绝对可以给身体做一次“大扫除”。

（10）柠檬

日本三重大学的研究人员发现，柠檬中可能含有一种能够预防脂肪肝的成分，可以遏制人体肝脏细胞中的脂肪蓄积。此外，柠檬还有助于肝脏排毒，通过促进胆汁生成而净化肝脏，同时有助于控制胆汁过量，减少体内有害黏液生成，帮助溶解胆结石。

柠檬口感较酸，可用来泡水喝。建议每天早晨饮用一大杯柠檬水。它的酸性物质可促进胆汁分泌，促进肝脏和整个消化系统工作，从而排除毒素，但胃酸过高者应慎用此方法。

4. 肠道排毒

人体垃圾是人从外界摄入食物、空气、水之后，在新陈代谢及生命过程中未被排出体外的、残存并积滞在体内的各种废物。这些废物可以使人慢性中毒。德国一名优秀的外科医生解剖了 280 具尸体的内脏，在其中的 240 名死者的肠道内壁上淤积着坚硬的陈旧粪便，也就意味着人群中 86% 的人都受着宿便的困扰。

肠道是人体最大的排毒器官，担负了人体大部分的排毒任务 (90%)，同时还承担着抵御疾病的重任。即使人处于休息状态，肠道仍在运动，除参与消化吸收食物外，还参与许多重要器官功能的调节。

此外，肠道可以称为人类的第二个“大脑”。肠道有一千亿个神经细胞，主要负责人们下意识的活动。控制人类情感的五羟色胺、多巴胺以及多种让人情绪愉快的激素，95% 是在肠道里面合成的。因此，情绪很大一部分会受肠道神经系统的影响。

随着生理年龄的增长，肠道内菌群会出现变化。以肠道内有益菌群的双歧杆菌为例，大多数人青少年时期，双歧杆菌就逐渐减少；到了青年时期，双歧杆菌比例从 40% 逐渐下降到 10% 左右，肠道开始老化；步入中老年期后，双歧杆菌等有益菌群数量又进一步减少。因此，双歧杆菌的数量常被用来判断肠道年龄，同时也反映一个人的体质状况。

那么，肠道有了有益菌群就可以高枕无忧了吗？事实上，如果我们不注意保养，一些不良的生活方式，如作息不规律、饮食不节、吸烟、酗酒等，都会使肠道微生态环境失衡，进而导致肠道提前老化。尤其是滥用抗生素等药物，会对肠道有益菌群造成极大破坏，导致肠道早衰，大肠杆菌及腐败性细菌等有害菌群缺少有益菌群的制约，便会乘机大肆繁殖，对心、脑、肝、肾、消化道、皮肤等重要器官造成重大伤害，引发多种疾病，甚至危及生命。

便秘、肠道毒素积聚将带来消化道的紊乱，常见的症状有腹胀、腹痛、口臭、纳差、肛门坠胀、频繁如厕、排便不净，还可损害中枢神经系统及容貌、性欲，出现入睡困难、早醒、多梦、烦躁、易怒、脾气暴躁、头疼、疲乏，更为严重的是可以诱发大肠癌，加速衰老的进程。

肠道排毒的方法如下。

第一招：补充膳食纤维。

膳食纤维对于肠道健康的贡献是无可取代的，对于排毒作用来说，可以帮助粪便变软，排便畅通，减少毒素在体内的停留时间，也会吸附毒素。同时，膳食纤维更是肠内有益菌的食物，可以促进肠内有益菌生长，减少有害菌生长空间。

膳食纤维是帮助体内废物由肠道排出的重要功臣，分为可溶性与不可溶性纤维两类。其中，可溶性纤维较常被忽略，但却是帮助排便的重要角色。可溶性纤维中的果胶可以增加粪便体积与含水量，有黏性的海藻、海带、芦荟、燕麦、秋葵、木耳中含量都很丰富，其他包括牛蒡、胡萝卜、熟香蕉、南瓜、柑橘类水果、绿花椰菜、甘蓝菜、甜菜、地瓜、马铃薯、豆类、爱玉、仙草都有丰富的可溶性纤维，可以安排在平日的饮食内容中，交替食用。水果方面可选择帮助刺激肠蠕动的奇异果、木瓜、蜜枣、梨等，苹果中含有不易被吸收的山梨醇，有改善便秘的效果。多喝茶可以在促进肠道蠕动的同时帮助肠道排毒排油腻。

第二招：补充益生菌。

实验证明，在人的肠道里保持较多数量的有益菌群，将非常有利于维持身体健康，能有效地抑制有害菌，分解及排出内毒素。肠道常见的有益菌有双歧杆菌、嗜酸乳酸杆菌等。双歧杆菌能延长人的寿命，像长寿老年人的肠道内，双歧杆菌数量都比较多。肠道健康的自然状态就是肠道微生态菌群的健康。益生菌可以激活增殖肠道有益菌群，保持肠道微生态的健康。

正常菌群有许多重要的生理功能：

（1）菌群之间生物的拮抗作用：正常菌群在人体某一特定位黏附，定植和繁殖，形成一层菌膜屏障。通过拮抗作用，抑制并排斥过路菌群的入侵和群集，调整人体与微生物之间的平衡状态。

（2）免疫作用：正常菌群能刺激宿主产生免疫及清除功能。

（3）排毒作用：有效分解及排出有害菌产生的毒素，如双歧杆菌能使肠道过多的革兰氏阴性杆菌下降到正常水平，减少内毒素的吸收。

（4）抗肿瘤作用：能降解、清除体内的致癌因子，激活体内的抗肿瘤细胞因子等。

（5）抗衰老作用等。

肠道菌群除了上述功能之外，对人体还有营养作用，人体肠道的正常微生物，如双歧杆菌、乳酸杆菌等能合成多种人体生长发育必需的维生素，如B族维生素(维生素 B_1、维生素 B_2、维生素 B_6、维生素 B_{12})、维生素K、烟酸、泛酸等；还能利用蛋白质残渣合成非必需氨基酸，如天冬门氨酸、丙氨酸、缬氨酸和苏氨酸等，并参与糖类和蛋白质的代谢。同时，还能促进铁、镁、锌等矿物元素的吸收。

第三招：补充酵素。

我们的体内有超过上万种的酵素，身体的所有功能都需要酵素来帮助运作。酵素可分为消化酵素与代谢酵素两大类。酵素与排废的关系在于：人体自身可以制造的酵素量是固定的。当身体进行消化、吸收、代谢、修复等活动时都会消耗酵素。如果其中一种活动特别需要酵素，体内会自动减少提供其他活动的酵素量。饮食中以肉类蛋白质为主的人，酵素消化会特别严重，因为肉类本身既不含酵素也难消化。当我们在消化食物上需要消耗掉大量的酵素时，用于代谢的酵素就会减少，代谢力降低，不但体内废物较难排出，也容易发胖。

除了适当补充酵素之外，营养师建议可多吃当地、当季盛产的同样含 有较多酵素的鲜活食品。

第四招：吃鱼取代吃肉。

任何饮食的调整最好是循序渐进，想要变成清肠美人，摄取动物性食品是第一步。最简单的开始就是把菜单中的肉类以鱼类取代。

肉类的问题除了其中的胆固醇、油脂容易造成心血管问题之外，也会让粪便变得坚硬，便秘的概率自然大增。习惯吃肉类的人一定都能感受到这一点。同样是动物性食品，为什么鱼比肉好呢？差别在于当中的油脂。肉类的油脂会让血液混浊，鱼油会让血液清澈。

食用鱼类要注意深海大型鱼类的污染问题，可以改吃整尾可以吃下肚的小鱼干或是秋刀鱼、青花鱼等蓝身鱼类。

第六招：结肠水疗。

结肠水疗又称大肠水疗、结肠途径治疗，是通过结肠水疗仪经结肠给药和排毒的一种新的治疗方法。自古至今，中西医皆有“大肠是百病之源”的理论。在 19 世纪末，德国一名医生发明了深层洗肠机，成为现代洗肠设备的原型。“大肠水疗”一词，从 1930 年开始被正式使用。大肠水疗专业设备是美国人在 30 年前改进和制造的肠道清洁设备；西班牙人 20 年前依托电子高科技技术，改进了结肠水疗仪器，更进一步提高了其舒适性，使结肠水疗成为一种健身治病的技术。近几年来，随着技术的进步，越来越多的专业医生认识到肠道水疗治病、排毒的重要性。

结肠水疗是一种当今国际流行的排毒、改善便秘、纠正腹泻、调节肠道菌群失调、预防结肠癌，并具有美容、美肤、减肥作用的治疗方法。通过高科技洗肠机用水彻底清洗全部结肠（一般的灌肠法只清洗结肠末端），排出毒素，恢复大肠黏液分泌功能，促进大肠蠕动，能重建结肠平滑肌功能，并且它是用水而不是化学制剂或药剂来清洗结肠，因此不会产生依赖性。

结肠水疗是通过结肠灌注治疗机在结肠腔内建立起有效的透析治疗系统，

利用结肠自身潜在的吸收和排泄功能，清除肠腔内和肠黏膜上的有害代谢产物和毒素。结肠水疗的原理是将过滤的 8 ~ 10 L 水，通过肛门缓和地注入至结肠深处，并配合专业的水疗师按摩，将累积在结肠壁上的宿便软化、稀释，并刺激肠蠕动，从而更利于粪便排出。

结肠水疗促进排便不是简单的机械刺激，而是影响了一系列复杂的神经反射所致，结肠壁内有黏膜下神经丛、肌间神经丛，肌间神经丛有结肠“小型脑”样作用，机械刺激引起肠腔黏膜神经冲动，通过黏膜下神经丛、肌间神经丛引起近端肠管收缩，远端肠管扩张，驱使肠内容物向外移动，并且由于水压对肠壁的充胀刺激可上传至大脑产生排便反射，配合具有针对性治疗疾病的药物，从而达到治疗多种疾病的目的。可以说，结肠水疗是继口服、注射外的一种全新无创伤的治疗途径。

大量临床应用已经证实结肠水疗可以有效治疗溃疡性结肠炎、肠道菌群失调、肠易激综合征 (IBS)、功能性便秘、低位肠梗阻、肝脏疾病、慢性肾功能不全、急性中毒、急性胰腺炎、盆腔炎等疾病，并具有明显的延缓衰老作用。

• 卵巢组织冻存

冻存卵巢组织移植作为一种保存年轻女性生殖内分泌功能的治疗方法，正日益受到重视。卵巢移植是伴随肿瘤治疗技术的发展而逐渐建立起来的一项技术。卵巢组织冷冻和移植后健康婴儿的出生及内分泌状况的改善证明了此项技术的可行性。

但是，目前该项技术尚未完全成熟，移植效果会因冷冻方法、卵巢组织块大小、移植部位、抗氧化损伤、生长因子、机械因素等多个方面的影响而不易确定，目前仅应用于年轻女性癌症患者。癌症治疗前深低温冻存卵巢，待癌症控制，甚至是治愈后将其移植回体内是恢复青年女性癌症患者生育力及生殖内分泌功能的方法之一，尤其是对未成年癌症患者，卵巢组织冻存与移植已成为她们保存卵子的唯一选择。

但是，相信随着医学科技的不断进步，将来会有一天卵巢组织冻存技术完全成熟，女性在年轻时只需要通过一个微创的操作，取出部分卵巢组织并进行保存备用；等步入更年期之后，再将年轻的卵巢组织移植到体内，重新恢复自体激素的分泌，使机体长期保持年轻时的状态。

• 端粒与端粒酶

1961 年，美国的科学家 Hayflick 发现，不论采取什么样的培养方法都不能使人的细胞分裂 50 次以上。如正常人的成纤维细胞，在体外培养条件下，即使条件适宜，细胞也不能无限制地进行分裂。就算是机体中可以终生分裂的细胞，在体外培养时也有分裂次数的极限，即便给予丰富的营养、生长因子和足够的生长空间也是如此。

细胞的分裂能力与个体的年龄有关。例如，从 40 岁个体获取的成纤维细胞在培养过程中只能分裂 40 次而不是 50 次。这就是细胞的衰老，也就是说细胞的衰老控制着细胞的分裂次数，进而控制着细胞的数量。

Hayflick 等人还发现，动物体细胞在体外可传代的次数，与物种的寿命有关；细胞的分裂能力与个体的年龄有关。以人类细胞为例，最多可以分裂 50 代。而且越接近老年，细胞可分裂的代数越少。这种细胞繁殖能力的下降反映到器官和个体层次上就是衰老。由于上述规律是 Hayflick 研究和发现的，故称为 Hayflick 界限。

这种在体外培养的细胞增殖传代的能力，反映了细胞在体内的衰老状况。因此，许多科学家认为多细胞个体的衰老始于细胞的衰老。

从 1978 年开始，现代医学研究逐渐证实，细胞染色体末端的端粒长度与机体衰老有着密切关系。随着生物的不断衰老，染色体末端的端粒变得越来越短。举一个形象点的例子，将染色体比作鞋带，端粒就像是鞋带末端的塑料保护套；如果塑料保护套因磨损而变短或者消失，鞋带很快也会被破坏掉。

端粒变短的细胞分裂能力将很快下降，细胞新陈代谢速度变慢，人体会出现衰老的表现，比如皮肤皱纹增多、皮肤松弛、体力下降、性功能降低、骨质疏松等。如果导致了染色体的损伤，还会发生疾病，如肿瘤、糖尿病、老年痴呆症等。

根据现有的研究结果以及已知的端粒结构推测，端粒功能至少包括：

（1）保护染色体末端不被降解，防止其黏着、融合及重组，维持其完整性。

（2）参与染色体的定位和复制，保证细胞的正常分化与繁殖。

（3）反映细胞分裂的能力。随着细胞的不断分裂，端粒重复序列逐渐缩短的特点决定了细胞分裂次数是有限的，因而端粒可以作为细胞的“分裂钟”来预测细胞的复制能力。

越来越多的科学家投入到如何延长或者延缓端粒缩短速度的研究，而端粒酶因为能保护端粒也变成了研究的热点。该项研究主要集中在端粒长短的检测、端粒酶活性测定、提高端粒酶活性的方法等。有两个独立的动物研究表明，不管是在衰老模型小鼠中还是在正常状态下的小鼠中，端粒酶的激活都会起到明显的延缓衰老的作用。，但并不会增大肿瘤的发生率。这些研究支持了一种看法，即端粒缩短是与细胞衰老及生命长度调整相关的一种分子机制。更重要的是，他们证明在成年或者衰老小鼠中使端粒酶再次激活可以明显延缓小鼠的衰老。

虽然科学家想发现何种物质可以通过激活端粒酶活性来延长端粒长度，但是到目前为止仅有少数研究能实现这一点。比较明确的具有端粒酶活化作用的成分是黄芪提取物，已经有美国企业开发出相应的端粒酶活化产品。

附　录

附录 A　女性更年期评分量表

（国内改良版 Kupperman Index 评分）

症 状	评分
潮热出汗	□ 0= 无症状 1= 偶有症状 2= 症状持续 3= 影响生活
感觉异常	□ 0= 无症状 1= 偶有症状 2= 症状持续 3= 影响生活
失眠	□ 0= 无症状 1= 偶有症状 2= 症状持续 3= 影响生活
易激动	□ 0= 无症状 1= 偶有症状 2= 症状持续 3= 影响生活
抑郁	□ 0= 无症状 1= 偶有症状 2= 症状持续 3= 影响生活
眩晕	□ 0= 无症状 1= 偶有症状 2= 症状持续 3= 影响生活
疲乏	□ 0= 无症状 1= 偶有症状 2= 症状持续 3= 影响生活
骨关节、肌肉痛	□ 0= 无症状 1= 偶有症状 2= 症状持续 3= 影响生活
头痛	□ 0= 无症状 1= 偶有症状 2= 症状持续 3= 影响生活
心悸	□ 0= 无症状 1= 偶有症状 2= 症状持续 3= 影响生活
皮肤蚁走感	□ 0= 无症状 1= 偶有症状 2= 症状持续 3= 影响生活
性交痛	□ 0= 无症状 1= 偶有症状 2= 症状持续 3= 影响生活
泌尿系统症状	□ 0= 无症状 1= 偶有症状 2= 症状持续 3= 影响生活
总分	

病情分度：轻度，15 ~ 20 分；中度，21 ~ 35 分；重度，>35 分。

评分法：症状程度乘以症状指数。

症状指数：

潮热出汗：4。

感觉异常、失眠、易激动、性交痛、泌尿系统症状：2。

其余的症状：1。

症状程度分为 0 ~ 3 分：

无症状为 0 分；

偶有症状为 1 分；

症状持续为 2 分；

影响生活为 3 分。

即：

潮热出汗 4× 症状程度 =0 ~ 12 分

感觉异常 2× 症状程度 =0 ~ 6 分

失眠 2× 症状程度 =0 ~ 6 分

易激动 2× 症状程度 =0~3 分

抑郁 1× 症状程度 =0~3 分

眩晕 1× 症状程度 =0 ~ 3 分

疲乏 1× 症状程度 =0 ~ 3 分

骨关节、肌肉痛 1× 症状程度 =0 ~ 3 分

头痛 1× 症状程度 =0 ~ 3 分

心悸 1× 症状程度 =0 ~ 3 分

皮肤蚁走感 1× 症状程度 =0 ~ 3 分

性交痛 2 × 症状程度 =0 ~ 6 分

泌尿系统症状 2 × 症状程度 =0 ~ 6 分

总评分为 0 ~ 63 分。

附录 B　中老年男性雄激素缺乏调查（ADAM）自测表

症状	是	否
1. 是否有性欲减退？		
2. 是否有体能下降？		
3. 是否有体力和（或）耐力下降？		
4. 是否有身高降低？		
5. 是否有生活乐趣降低？		
6. 是否有忧伤和（或）脾气不好？		
7. 是否有勃起不坚？		
8. 体育运动能力最近是否有下降？		
9. 餐后是否爱打瞌睡？		
10. 最近的工作表现是否有不佳？		

评估标准：对每个问题回答“是”或“否”。问题 7 或任何 3 个其他问题回答“是”即可定为阳性答卷。

专业建议：如答卷为阳性，建议及早就医，规范治疗。

注：ADAM 自测表的敏感度为 88%，特异度为 60%。

致孙涛医生的感谢信

亲爱的孙涛博士：

在上次深圳举办的天然激素疗法第一阶段培训课程中，我没有对你表现得更亲切一些。虽然在课程快结束的时候，我的脑海中有很多想法，但是我却忘记了表达，对此我深表歉意。我希望这封信能把我忘记的事情补偿回来。

时间过得飞快，我感觉突然之间课程就结束了，以至于我没有时间去对所有帮助我进行培训的人进行答谢。可能大部分人都感觉孙博士只是一个翻译，但他不仅是一个翻译，而且他已经掌握了所有我培训中的医学文献及资料。单纯做翻译可能相对比较容易，但是要做一个好的翻译，他必须也要掌握事物的原理。你不仅是一个好的翻译，而且是一个伟大的医学翻译！

非常遗憾的是，可能大部分参会医生都把你的翻译当作是培训的一部分，但是他们对你如何成为出色医学翻译所做出的付出并没有概念。听众们可能不明白这点，而且在培训中我也忘记去告诉他们，借此机会让我向你所做的出色翻译工作表示感谢。感谢你向所有的医生推广天然激素疗法 (BHRT) 知识。感谢你作为一个天然激素疗法专家所付出的时间及做出的研究。感谢你坐在那里为我翻译了 10 多个小时。

我知道现在中国的医生体会不到你对激素知识的掌握或深入洞察，但我可以非常明确地表示，你是现阶段所有中国医生里面天然激素疗法 (BHRT) 知识最渊博的人！

如果我过去没有机会向你表示感谢或者称赞你的专业知识，那么现在我谢谢你。我期待你在今后的几十年中不断把天然激素疗法信息带入中国。谢谢你的专业知识以及你对天然激素的洞察给课程带来的贡献。

尼尔·鲁泽医学博士 (Neal Rouzier，M.D.)

美国加州大学洛杉矶分校教授

Dear Dr.Sun：

First an apology.I apologize for not being more gracious to you at the last part I course，however I have so much going through my mind at the end of the course that I often forget to do important things.So I hope that this message makes up for my forgetfulness.

The course suddenly ends，time runs out，and yet I did not have time to adequately acknowledge all the ancillary people that made the course possible and that main person is you.And most people thought that

Dr.Sun was just some translator.Well he is not just a translator but someone that knows all the literature and material that is in all the courses.Translating is probably easy.However to be a good translator，one has to know the subject matter also.That does not make you a good translator，but rather a great translator.

Unfortunately most doctors probably just take it for granted that you are there to translate.However they have no concept of what you have to go through to be a great translator and the audience probably had no clue and I failed to explain that to them.

So please let me take this opportunity to thank you for being a great translator.Thank you for promoting BHRT to all the doctors.Thank you for being the hormone expert that you are and for all your time and research.And thank you for sitting there for 10 straight hours to translate for me.

I' m sure that the Chinese doctors do not understand or appreciate your knowledge or insight into hormones.I can surely say that you are the most knowledgeable of all the doctors in all of China when it comes to BHRT Period!

So if I didn' t get the opportunity before to thank you and praise you for all your knowledge, now I thank you.I look forward to many more years and decades of you bringing BHRT to China.Thank you for your knowledge, dedication, and insight that you bring to the courses.

Most sincerely, Neal

Best wishes To you!

Neal Rouzier, M.D.